彩色圖解保健3

各種症狀的消除法與五十肩的治療法

肩膀痠痛

醫學博士
荻島秀男／主編
施聖茹／編譯

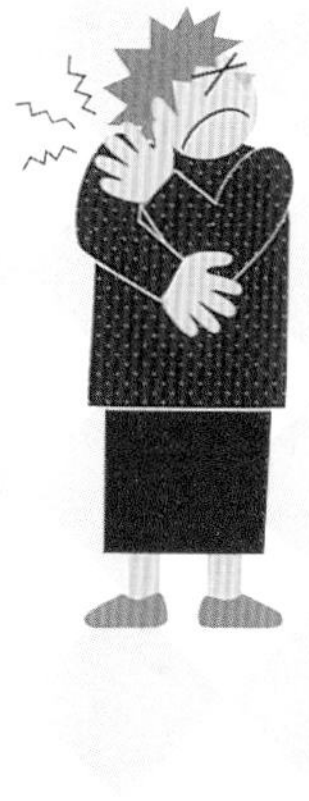

品冠文化出版社

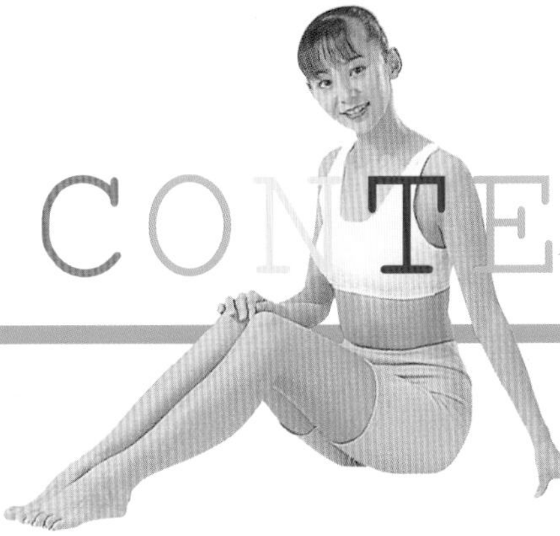

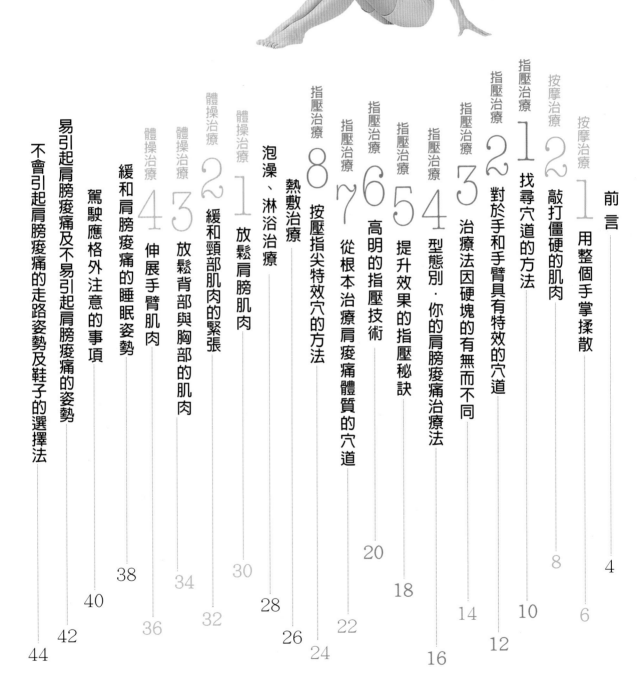

CONTENTS

肩膀痠痛●目錄

● 指導的醫師們（敬稱省略，順序不同）

醫療法人財團青葉會青葉醫院大坪會顧問．復健專門醫師．醫學博士 **荻島秀男**

針灸東洋院院長 **竹之內診佐夫**

針灸東洋院副院長 **竹之內三志**

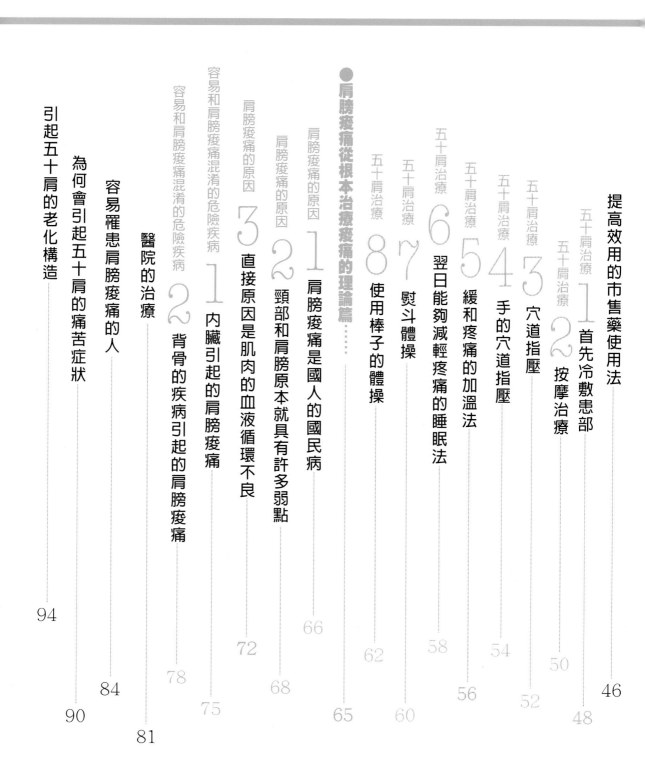

前言

「肩膀痠痛——肩膀的疼痛」的節目經常在電視上露臉，而且引起極大的迴響，令我感到驚訝。

「我從未有過肩膀痠痛的經驗。」

這番話或許很讓人感到驕傲，但是，國人卻是肩膀容易痠痛的民族團體。許多人認為肩膀痠痛是年過中年者特有的症狀，可是處在壓力社會中，最近連年輕人和小學、中學學生都出現相同的毛病。

因為肩膀痠痛而無法工作，覺得焦躁，或晚上睡不好，使得很多人在日常生活中感到痛苦。

如此普遍的肩膀痠痛在治療時，鮮少人能了解其正確的內容。

「原本就是肩膀痠痛的體質」或「就算請醫師治療，恐怕也無法治癒」，有人最初就抱持這種放棄的念頭，他們全都不知道要因和治療法，而無法斷絕和肩膀痠痛的緣份。其實，肩膀痠痛是靠自己治療即能奏效的疾病。

肩膀痠痛幾乎都是所謂的習慣病，因為運動不足或不良姿勢，加上壓力，當然會引起肩膀痠痛。緊張的肌肉會導致瘀血，因缺氧而提出的警告信號即肩膀痠痛。

欲治療肩膀痠痛或防止復發，最重要的端視患者本身的日常生活。與其在醫院接受10、20分鐘的治療，不如患者在日常生活中24小時格外注意，方是治療法之要，而且確實能夠期待治療法發揮功效。

在這個新版的書籍中，我想告訴各位的就是，肩膀痠痛不是由醫師或治療師來治療，而是患者要積極的投入治療的行列中，在日常生活中治好。

因此，本書會詳細說明各位在家中可以立即進行的具體肩膀痠痛治療法。如按摩或指壓體操，都是衆所週知的療法。這些方法如果作法錯誤，不僅無效，反而會導致肩膀痠痛惡化。本書特別將重點擺在此處，許多圖片都會加入簡易的解說。各項目都會列舉治療重點，請參考這些重點，實行正確肩膀痠痛治療法。

另外，應該要了解肩膀痠痛的原因。如果知道肩膀痠痛的構造，日常生活中就可以格外謹慎，防止該症狀的發生。

最後附帶說明，肩膀痠痛部分是因為內臟或背部疾病所引起的。本書會為各位詳細敘述，這類肩膀痠痛不只會出現肩膀痛的症狀，還會出現放散痛、不良於行、手腳發麻，通常會伴隨各種症狀出現。此時，務必到醫院接受診斷與治療。

儘可能先接受醫師的診察，再開始家庭中的治療。希望大家能藉著本書，從長年的肩膀痠痛中解放出來，使罹患肩膀痠痛的人能夠減少幾位。

荻島秀男

1 用整個手掌揉散

手掌好像用力抓肌肉似的輕輕揉散。

所謂按摩是藉著由外部給予刺激，以去除肌肉的瘀血，放鬆僵硬肌肉的緊繃，即能夠緩和肩膀痠痛的方法，包括揉捏、摩擦等。不過家庭療法最好使用整個手掌揉散肌肉。

一般人可能會認為按摩是手指用力，揉捏肌肉，但這反而會使肌肉發炎。即使認為按摩只是揉捏疼痛部位肌肉，同樣也是錯誤的。附著於關節的各種肌肉，互助合作才能完成一動作，因此手臂和背部等與肩膀痠痛相關的肌肉，也必須均衡揉散。

手臂的按摩

按摩應該以手臂、背部、肩膀的順序，從末梢部分移向肩膀，如將血液送回心臟般進行。

①首先，手腕部分用另一隻手緊握住。

②一處重複進行4～5次。緊握的手用力後放鬆，反覆此動作。

③反覆做這個動作時，從手腕到肩膀，慢慢挪移握住手的位

揉肩時用力的方式

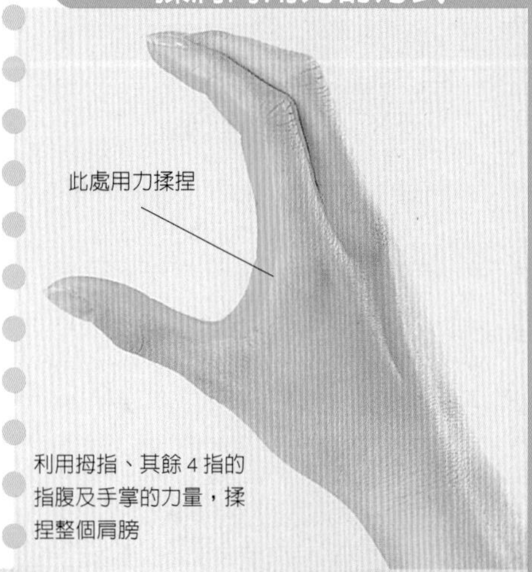
此處用力揉捏
利用拇指、其餘4指的指腹及手掌的力量，揉捏整個肩膀

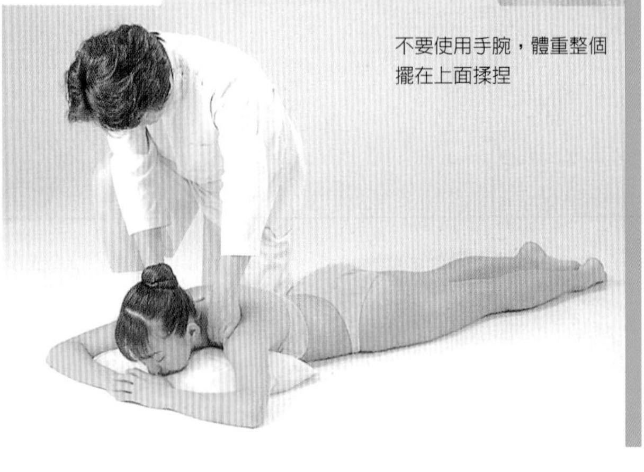
不要使用手腕，體重整個擺在上面揉捏

背部的按摩

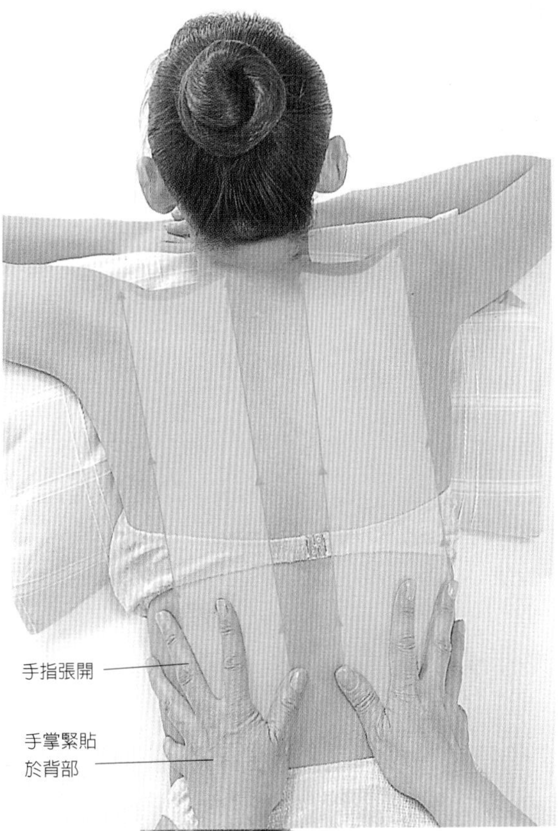
手指張開
手掌緊貼於背部

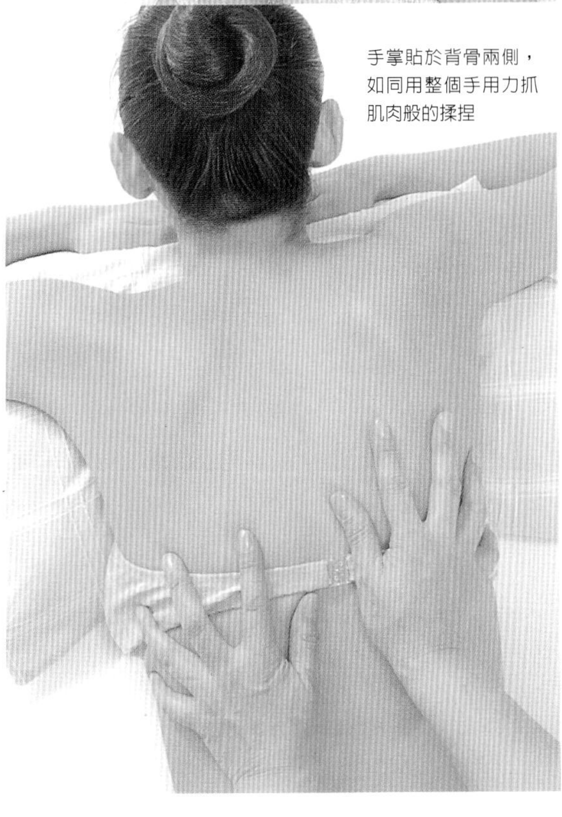
手掌貼於背骨兩側，如同用整個手用力抓肌肉般的揉捏

背部與肩膀的按摩

背部與肩膀的按摩可以請他人代勞。

①取得本人覺得最輕鬆的姿勢，一般而言，可以趴在較硬的墊子上進行。

②進行按摩者，單膝跪在趴著的人腰旁。

③進行按摩者雙手夾住背骨，緊貼住肩膀痠痛者的腰部附近。

④手指全部張開，整個手掌如用力抓肌肉似的揉散。

⑤此動作一處反覆進行4～5次，慢慢朝肩膀方向往上挪移。

⑥手掌抵住肩膀部分，用拇指和其餘4指夾住肩膀似的揉捏。

⑦不要用指尖，要用指腹的力量，揉捏整個肩膀。不要使用手腕，體重整個擺在上面似的進行，就能做得很好。

（荻島）

手臂的按摩

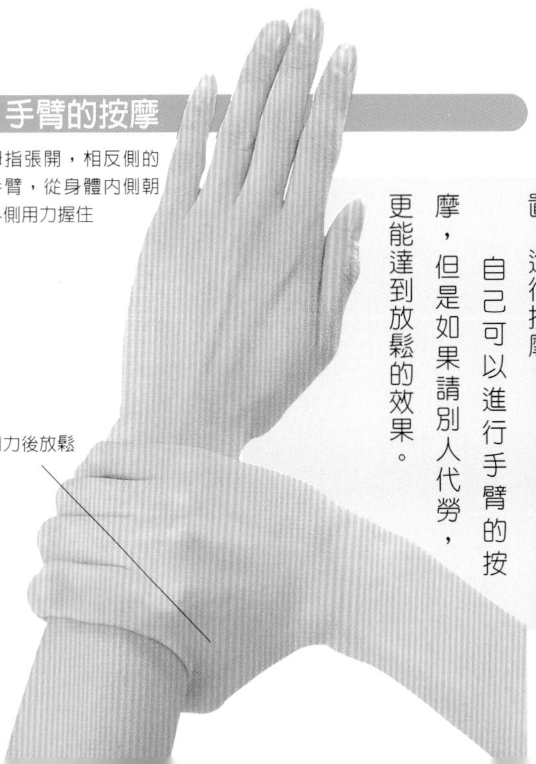
拇指張開，相反側的手臂，從身體內側朝外側用力握住
用力後放鬆

置，進行按摩。

自己可以進行手臂的按摩，但是如果請別人代勞，更能達到放鬆的效果。

敲打僵硬的肌肉

另一個簡單且效果佳的按摩方法是敲打肌肉。敲打肩膀，皮膚會發紅或發癢，不過這就證明敲打刺激能夠使肩膀的血液循環順暢。

敲打方法是手輕輕握拳，雙手有節奏的進行，一旦節奏紊亂，則不能產生爽快感，也無法提升效果。

此外，用力敲打，刺激過強，因此一定要輕輕敲打。

與利用手掌按摩同樣的，從手臂、背部、肩膀依序由下往上，從末梢到中樞部，即朝肩膀的方向敲打。

手輕輕握拳，雙手有節奏的敲打。

手臂的敲打方式

①手輕輕握拳。

②從手腕朝肩膀，用雙手由下往上有節奏的敲打。手臂外側肌肉由下往上，內側肌肉方向相同，全都仔細敲打。

敲打的部位

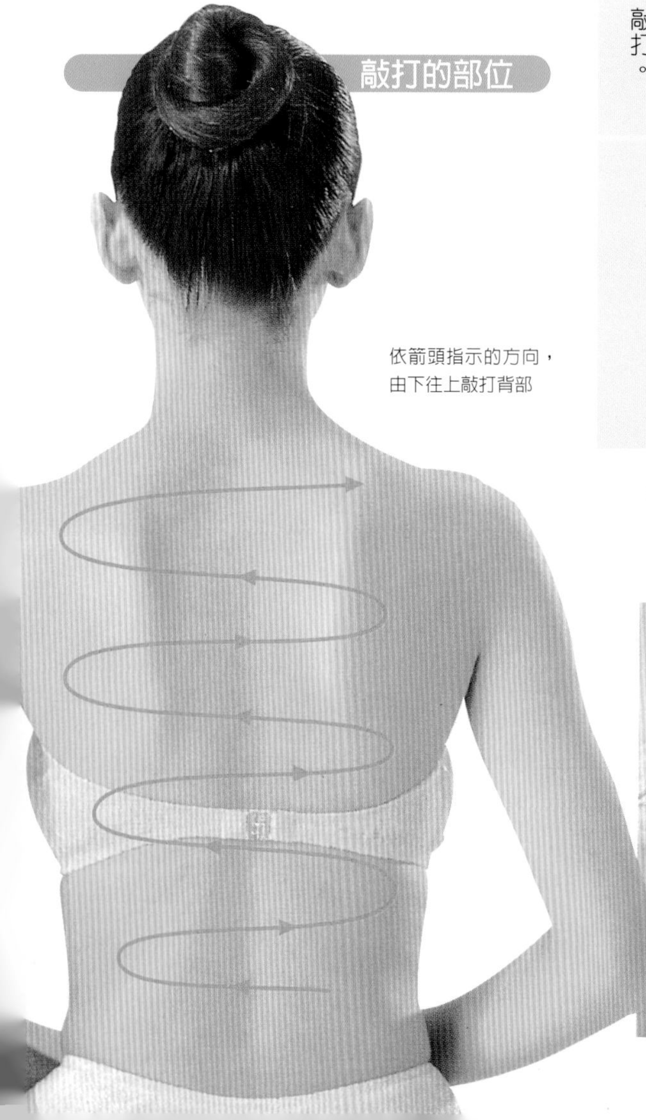

依箭頭指示的方向，由下往上敲打背部

敲打手臂的方法

從手腕朝肩膀，用雙手由下往上，有節奏的敲打。手臂的外側與內側也要仔細敲打。

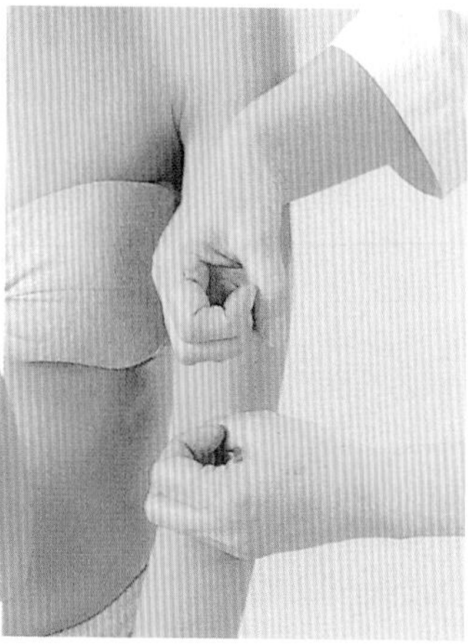

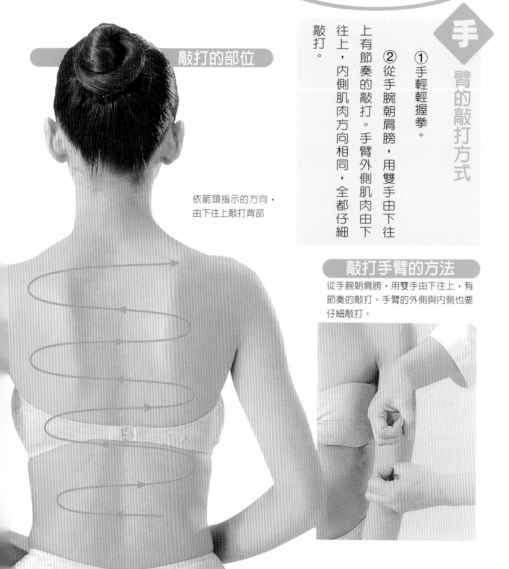

背部與肩膀的敲打方式

①可以趴著，請別人為自己敲打背部，或是坐著，請別人為自己敲打。

②負責敲打者，對於肩膀痠痛者，從腰部朝向肩膀，仔細敲打其背部肌肉。

背部背骨兩側有肌肉，如P8圖所示，一旦進行波形敲打，就能均衡敲打到左右的肌肉。單側由下往上敲打也不錯。接近背骨的內側及外側肌肉，左右必須各敲打兩次。

③最後有節奏地敲打左右肩膀。

利用以上的方法，手臂、背部、肩膀，花費20～30分鐘敲打，皮膚會發紅，血液循環順暢。就寢前進行，具有催眠效果，容易入眠。

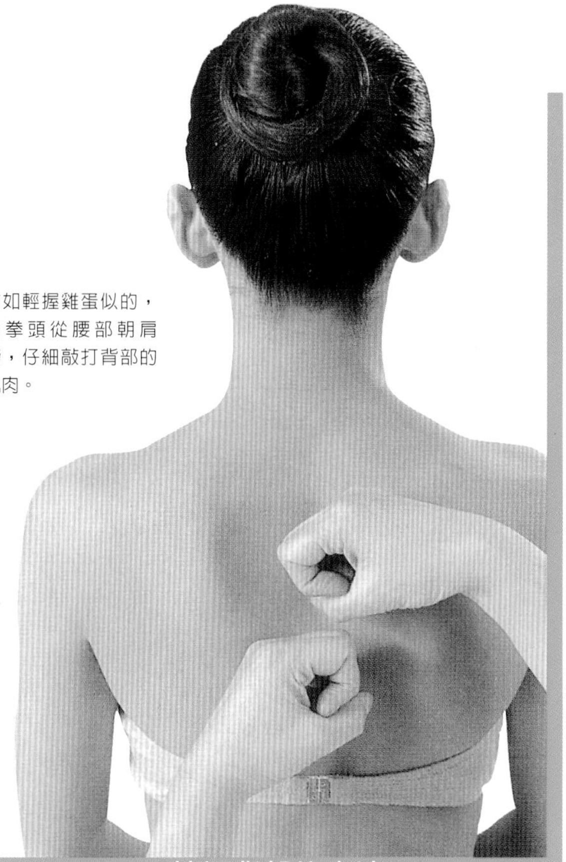

彷如輕握雞蛋似的，用拳頭從腰部朝肩膀，仔細敲打背部的肌肉。

敲打背部的方法

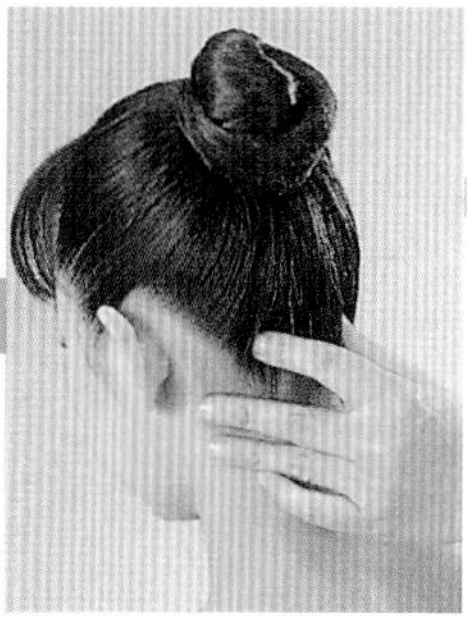

手抵住的方法

按壓頸部後方肌肉根部。

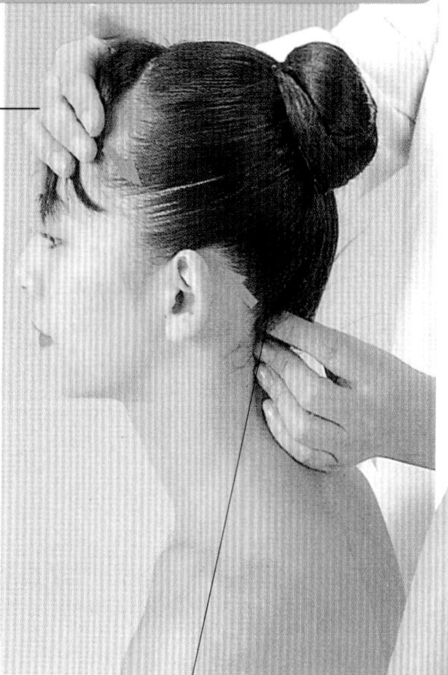

去除枕部疼痛的方法

用雙手前後支撐頭部，拇指和食指按壓枕部。

朝向枕部，輕輕按壓。

朝向額頭，按壓枕部的凸出處。

枕部痠痛與疼痛的治療法

肩膀痠痛者，肩膀和頸部血液循環不順暢，因此枕部會感覺疼痛。此時可以進行以下的按摩。

①進行按摩的人，單手貼住感覺疼痛者的額頭，支撐頭部。

②用另一隻手的拇指與食指按壓枕部骨的凸出處（頸部後方肌肉根部）。

③雙手如將頭往上抬似的壓枕部，持續2~3次，使枕部的血液循環順暢，緩和疼痛。

（荻島）

找尋穴道的方法

穴道位置具有個人差，用手指按壓周邊，找出有壓痛感的部位。

肩膀痠痛時，用手指按壓，會有感覺鈍痛的部位，即東方醫學所謂的「穴道」。穴道是身體的調整點。按壓穴道，可以去除身體的紊亂或瘀血，消除肩膀痠痛，此即指壓。

因此，指壓首先要找出穴道的正確位置，才能提升效果。在此提示對肩膀痠痛有效的穴道及其位置，用手指按壓其周邊，按壓感覺疼痛處，疼痛會傳遍周圍，即穴道所在。

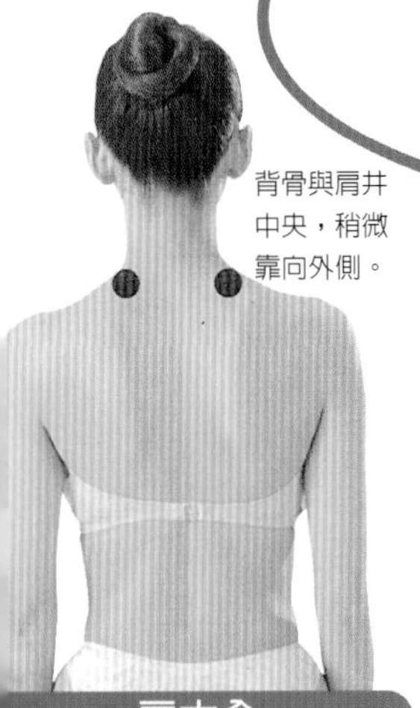
背骨與肩井中央，稍微靠向外側。
肩中俞

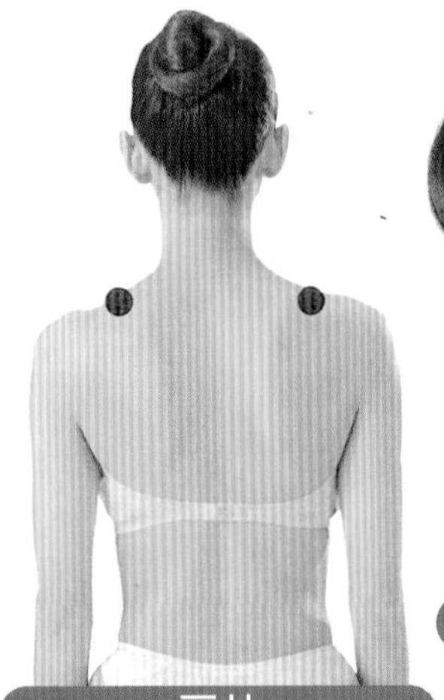
肩胛骨內緣線往上提處。
肩井

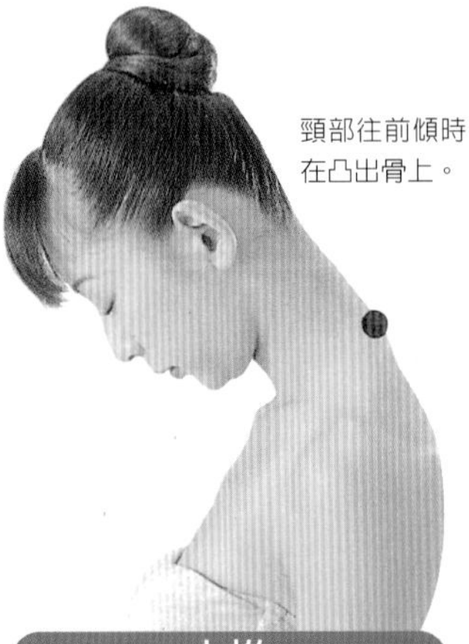
頸部往前傾時，在凸出骨上。
大椎

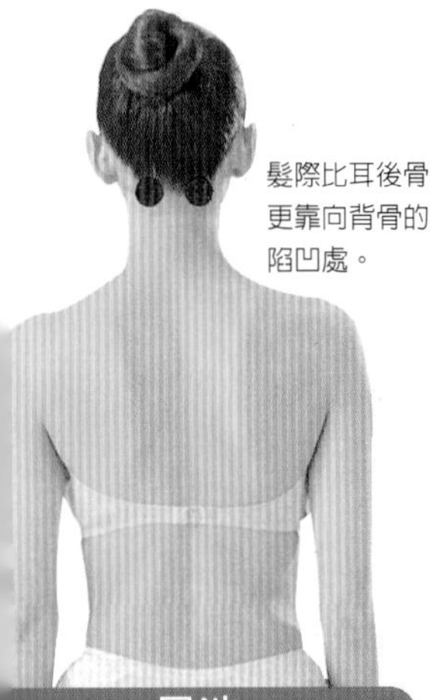
髮際比耳後骨更靠向背骨的陷凹處。
風池

背部的穴道

大椎　頸部往前傾時，頸部根部附近凸出骨正上方即大椎。此穴道並非肩膀痠痛的穴道，而是找穴道的基準點。

肩井　大椎與肩膀連結線中央稍上方。肩胛骨內側（背骨側）的線往上延伸，與肩上肌肉交接處。將相反側的手輕輕置於肩上，中指碰觸到的部分即肩井，按壓時，連手臂和頸部都會感覺疼痛。

風池　髮際、頸窩的兩側。頸部往側面倒時，從耳後方朝向頸部前方，有一條粗大的肌肉（胸鎖乳突肌）。在此肌肉根部與支撐頸部的粗大肌肉間形成陷凹處。

或是耳後方凸出骨，往後的陷凹處，對於治療頸部痠痛有效。

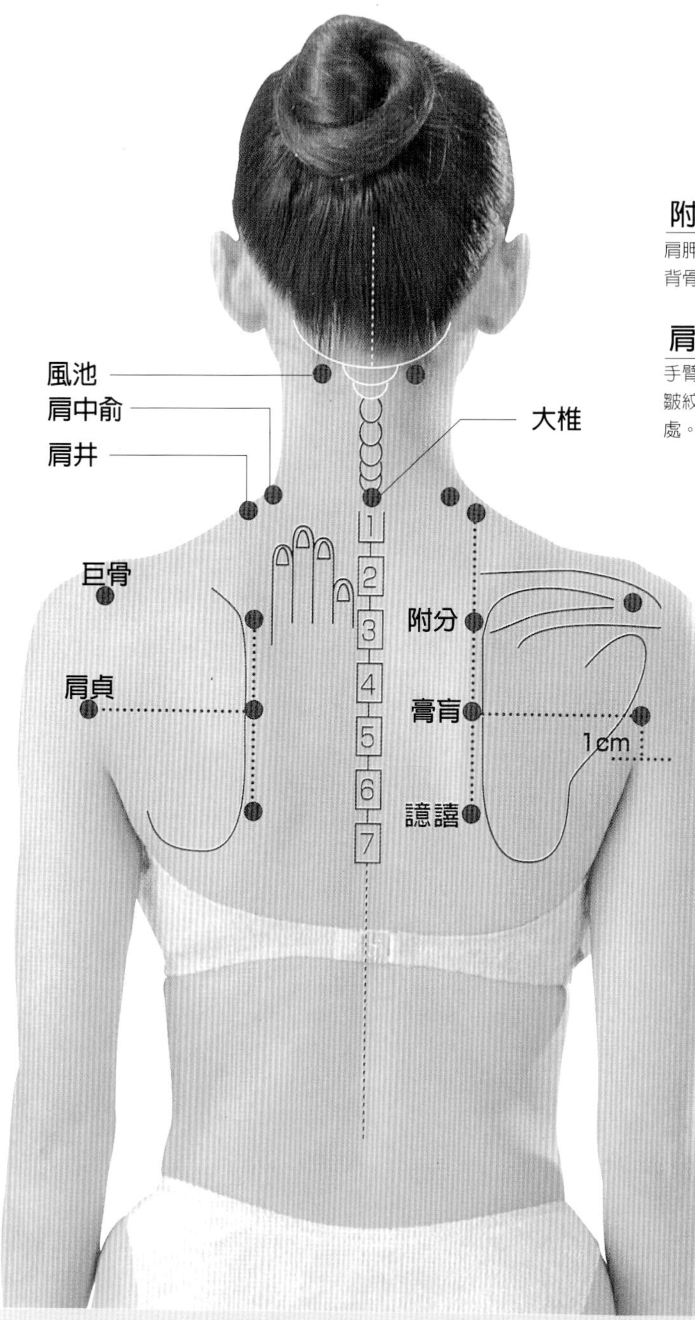

風池
肩中俞
肩井
大椎
巨骨
附分
肩貞
膏肓
1cm
譩譆
1
2
3
4
5
6
7

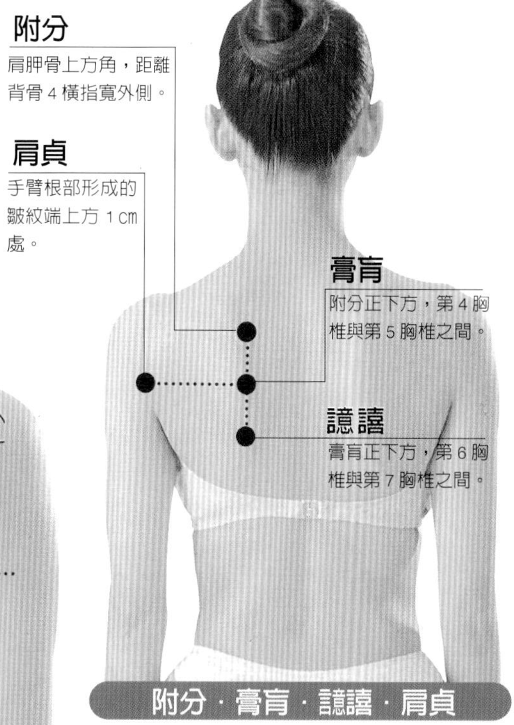

附分
肩胛骨上方角，距離背骨4橫指寬外側。
肩貞
手臂根部形成的皺紋端上方1㎝處。
膏肓
附分正下方，第4胸椎與第5胸椎之間。
譩譆
膏肓正下方，第6胸椎與第7胸椎之間。
附分・膏肓・譩譆・肩貞

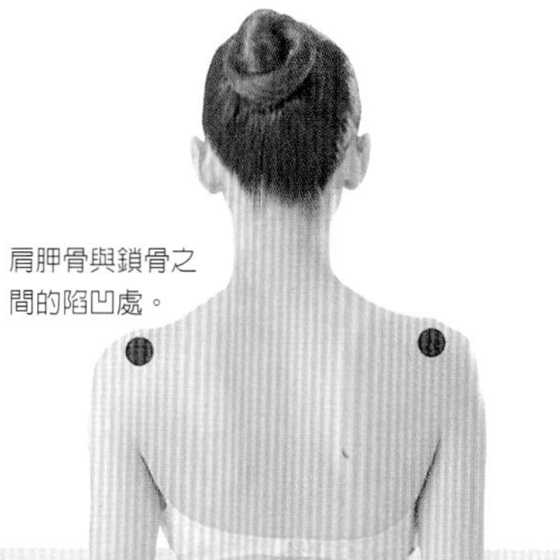

肩胛骨與鎖骨之間的陷凹處。

肩中俞 距離大椎3根手指（三橫指）外側，大椎與肩井中間的位置。對於因肩膀痠痛而導致眼睛模糊的症狀有效。

巨骨

巨骨 觸摸背部時，肩胛骨上方朝肩膀前方凸出的骨（肩胛棘），與鎖骨交接的陷凹處即巨骨。

附分 第2胸椎與第3胸椎間，4横指外側的位置，肩胛骨上方角。下方有膏肓、譩譆。此三穴道對於從背部到肩膀發脹、四肢冰冷及婦科疾病造成的肩膀痠痛有效。

膏肓 沿肩胛骨內側線，在附分與譩譆正中央。其高度相當於第4胸椎與第5胸椎之間。

譩譆 位於膏肓下方，肩胛骨下方角。高度相當於第6胸椎與第7胸椎之間。

肩貞 放下手臂時，手臂根部形成皺紋，皺紋前端往上1㎝處，即肩貞。對於因神經痛或便秘而引起的肩膀痠痛非常有效。

（竹之内）

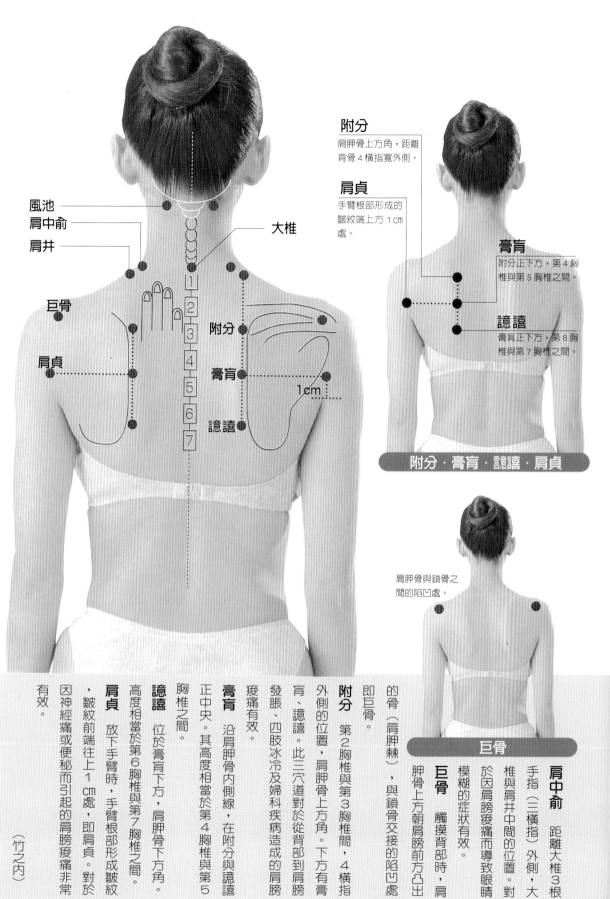

對於手和手臂具有特效的穴道

手臂也有對肩膀痠痛有效的穴道。肩膀痠痛為什麼要按壓手臂的穴道，或許各位會覺得很奇怪。東方醫學認為各穴道是由肉眼看不到的「經絡」網路連結。在其流通路線上，如果引發停滯時，便會罹患疾病。

手臂的穴道不僅能使與肩膀連接的經脈流通順暢，也能消除肩膀痠痛。

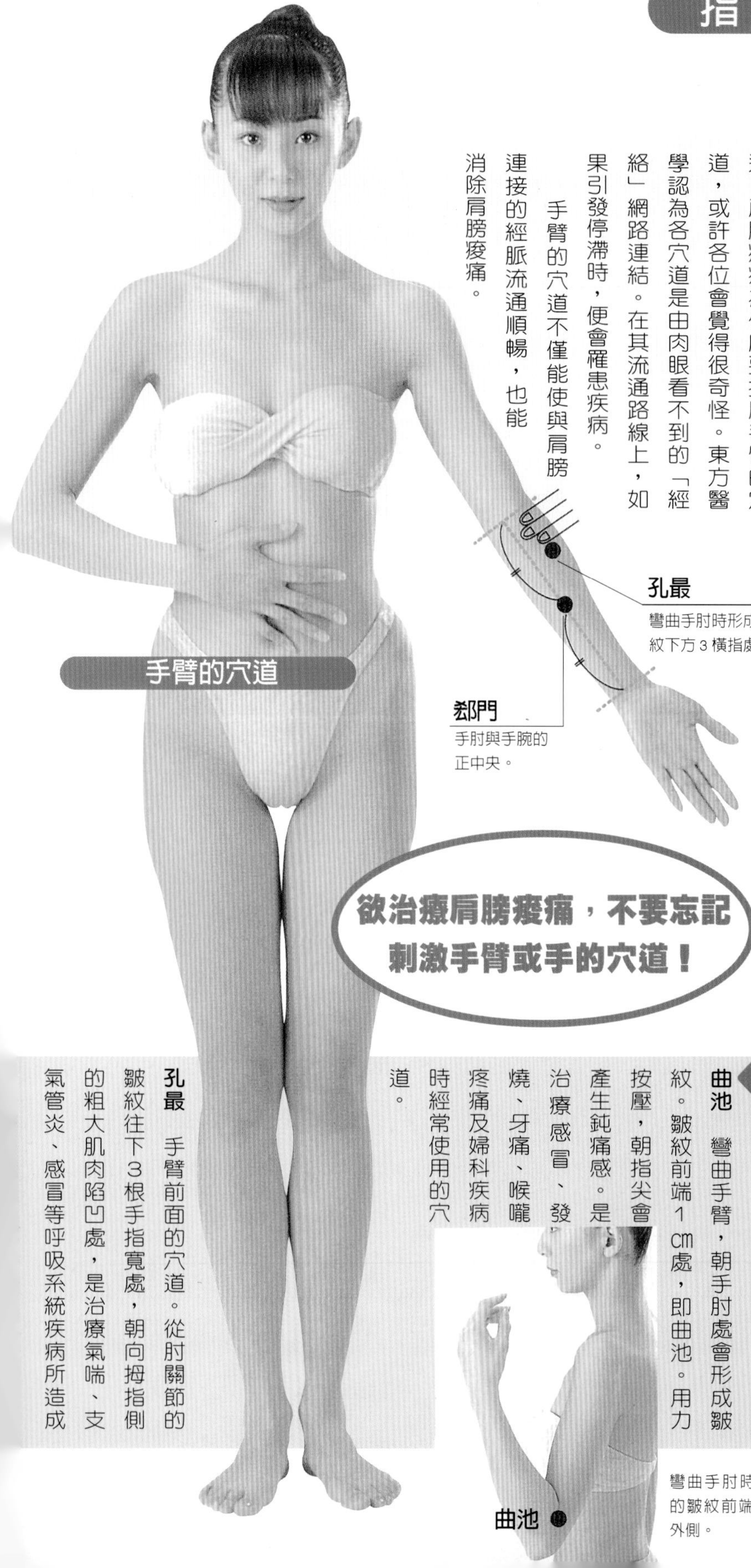

孔最
彎曲手肘時形成的皺紋下方3橫指處。
郄門
手肘與手腕的正中央。

手臂的穴道

欲治療肩膀痠痛，不要忘記刺激手臂或手的穴道！

手臂的穴道

曲池 彎曲手臂，朝手肘處會形成皺紋。皺紋前端1㎝處，即曲池。用力按壓，朝指尖會產生鈍痛感。是治療感冒、發燒、牙痛、喉嚨疼痛及婦科疾病時經常使用的穴道。

孔最 手臂前面的穴道。從肘關節的皺紋往下3根手指寬處，朝向拇指側的粗大肌肉陷凹處，是治療氣喘、支氣管炎、感冒等呼吸系統疾病所造成

曲池

彎曲手肘時形成的皺紋前端1cm外側。

手的穴道

陽池 位於手背的穴道。手背側的手腕處有幾條皺紋，其中最深的皺紋上方，無名指和小指肌腱交叉處，即陽池。據說是去除熱的穴道，對於因為生理痛或四肢冰冷造成的肩膀痠痛非常有效。

合谷 拇指與食指間的穴道。兩邊手指骨交叉處，稍微往前，按壓產生疼痛感處。這是對於頸部以上疼痛的特效穴。對眼睛、鼻子、牙齒、耳朵、喉嚨疼痛或臉上的癰具有特效。對於肩膀痠痛也是非常有效的穴道。

頸頂點 食指與中指根部間，在根部關節下方，對於任何一型的肩膀痠痛都有效。

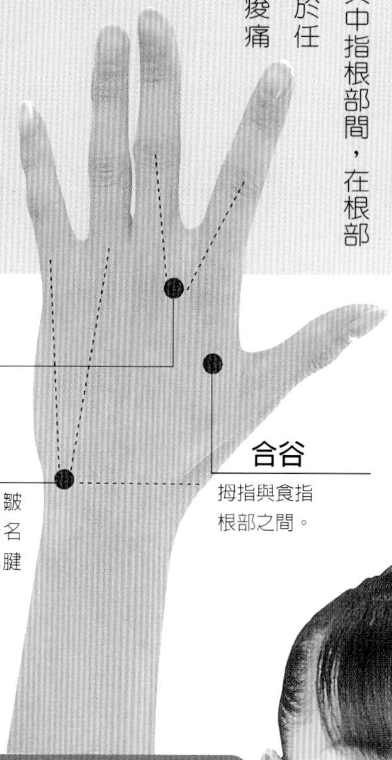

頸頂點
食指與中指根部之間。
陽池
手腕形成的皺紋上方，無名指和小指肌腱交叉處。
合谷
拇指與食指根部之間。

手的穴道

頸部穴道

人迎 首先找出喉結骨（喉頭軟骨）。該骨兩側觸摸到跳動的部分，在粗大的肌肉（胸鎖乳突肌）面前的即是人迎。對於因為高血壓、低血壓、牙痛、耳朵疼痛、喉嚨疼痛等造成的肩膀痠痛有效。

欠盆 鎖骨中央部，鎖骨上方形成的陷凹處。位於乳頭的延長線上。對於因胃腸不良而造成的肩膀痠痛具有特效。

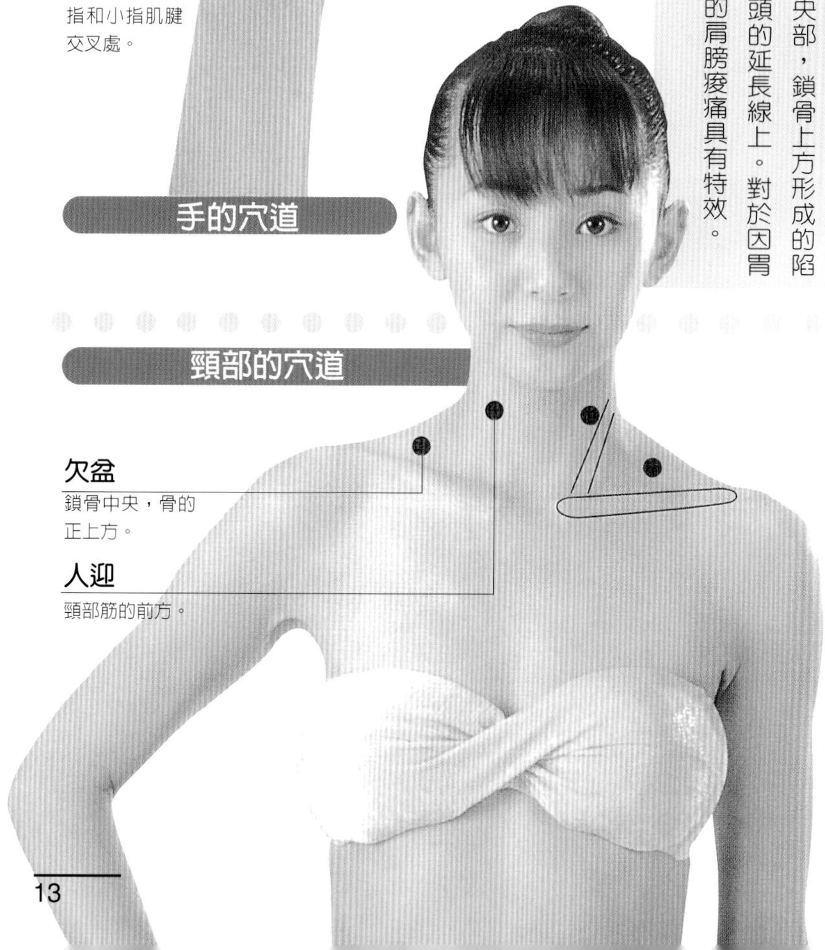

欠盆
鎖骨中央，骨的正上方。
人迎
頸部筋的前方。

頸部的穴道

肩膀痠痛的穴道。

郄門 手臂前面的穴道。前臂中央部，有肌肉溝。是與血液循環有關的穴道，對於因為心悸而呼吸困難、壓力等造成的肩膀痠痛有效。

（竹之內）

治療法因硬塊的有無而不同

肩膀痠痛從單純肌肉疲勞到因為內臟疾病或四肢冰冷造成的肩膀痠痛等原因各有不同，因此，出現的方式不見得相同。例如，A的肩膀痠痛，在活動手臂時，會產生強烈疼痛感；B的肩膀痠痛則是在安靜時，可能會產生疼痛感。

疼痛的種類不同，指壓的方式也不同。因此在指壓前，必須先確認自己的肩膀痠痛是屬於哪一型。

分類方法很簡單，共分為肩膀有硬塊型（東洋醫學所做的實證）及肩膀無硬塊型（虛證）等兩型。可參考以下的重點作檢查。

用力按壓，是否覺得很舒服，是否清楚疼痛部位在何處，以此作為分辨基準。

肩膀痠痛的分辨法 1

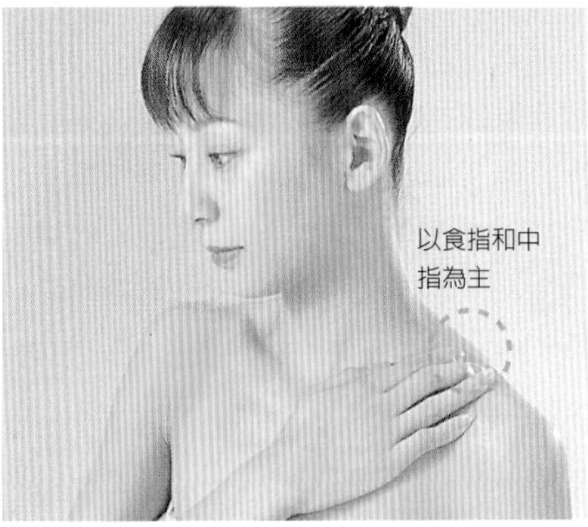
以食指和中指為主

手掌抵住肩膀，用手指和指腹找出硬塊。

肩膀痠痛的分辨法 2

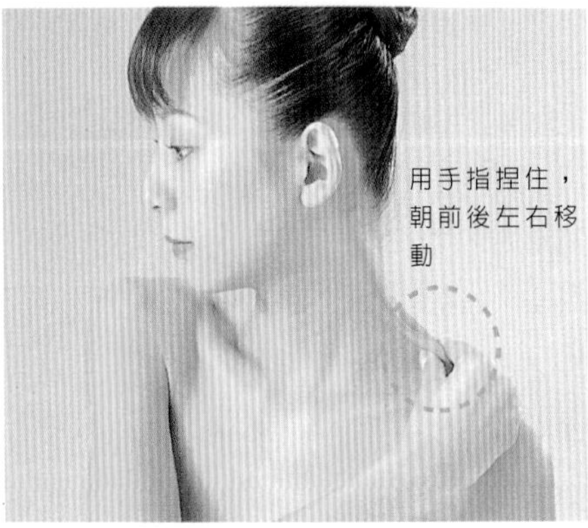
用手指捏住，朝前後左右移動

捏住肩膀肌肉，觀察硬塊的狀態。

症狀的分辨法 1 壓痛的程度如何

相反側的手輕輕置於痠痛的肩膀上，用食指和中指指腹，按壓痠痛的部分。用力按壓，覺得很舒服的壓痛感出現時，屬於有硬塊型。輕輕按壓，立刻感到疼痛，則是屬於無硬塊型。

症狀的分辨法 2 硬塊的有無及柔軟度如何

用指腹找出痠痛的部分，如果感覺僵硬、觸摸到硬塊，即屬於有硬塊型。如果肌肉柔軟，即屬於無硬塊型。

症狀的分辨法 3 痠痛的部位在何處

有硬塊型，其痠痛部位可以自己找出來。如果只覺得整個肩膀沈

型態別・肩膀痠痛的症狀

無硬塊型（虛證）	症狀	有硬塊型（實證）
輕輕按壓，有壓痛感	**壓痛**	強烈、深入按壓，有壓痛感
有軟弱感，無硬塊	**硬塊的有無**	感覺僵硬就是有硬塊
痠痛擴散到廣大的範圍，但位置不明確	**痠痛的部位**	痠痛的部位明確， 自己可以指出痠痛的部位
皮下立刻感覺痠痛	**痠痛的深度**	肌肉與肌肉下方深處的痠痛
有冷感，用手觸摸時也覺得冰冷	**溫冷感**	有發燙感，稍微溫熱
活動時，疼痛強烈；靜止時，疼痛緩和	**運動時的疼痛**	靜止時覺得疼痛，活動時，反而疼痛緩和

肩膀痠痛的分辨法 3

活動肩膀，觀察疼痛的強度

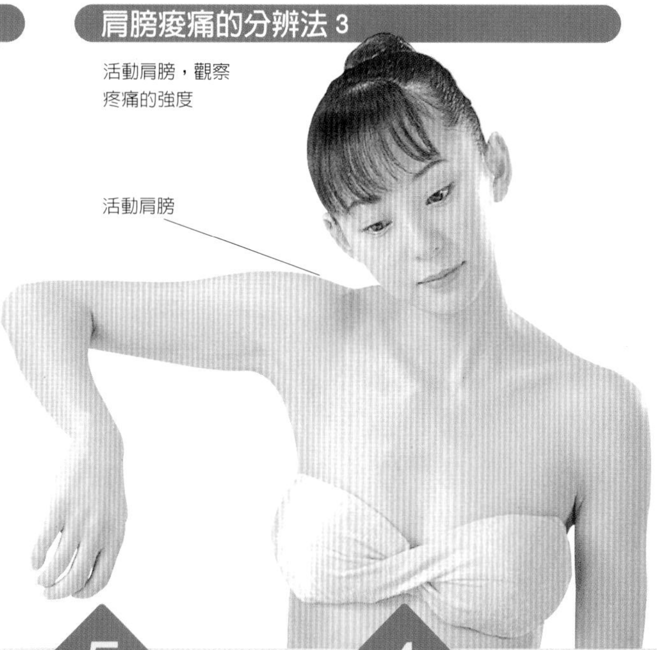

肩膀痠痛的分辨法 4

用手指按壓，找出痠痛的深度

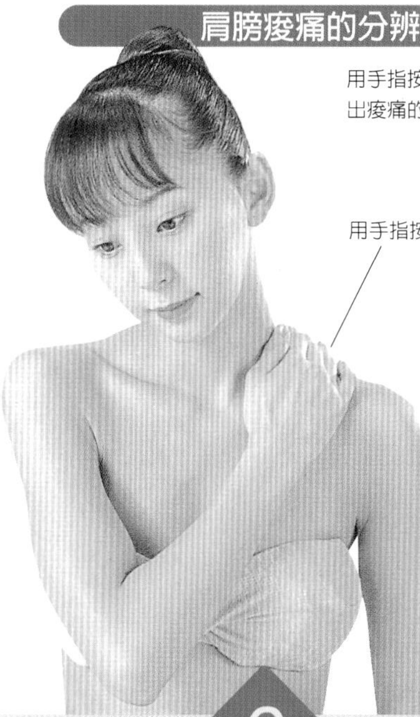

重、發脹，即屬於無硬塊型。

以上三點是最容易判斷的重點，以下三點則可作為輔助參考。

症狀的分辨法 4 痠痛的深度如何

用手指按壓肌肉或肌肉下方深部，如果感覺痠痛，屬於有硬塊型。如果是無硬塊型，則按壓皮膚附近，就會立刻感覺痠痛。

症狀的分辨法 5 皮膚是熱的還是冷的

肩膀產生冷感，用手掌觸摸，如果覺得冰冷，屬於無硬塊型。相反的，肩膀發燙，用手掌觸摸，如果覺得溫熱，屬於有硬塊型。

症狀的分辨法 6 運動時的疼痛度如何

活動肩膀時，疼痛強烈；安靜時，疼痛緩和，屬於無硬塊型。如果是有硬塊型，即使是安靜時，也會有強烈的疼痛感。

（竹之內）

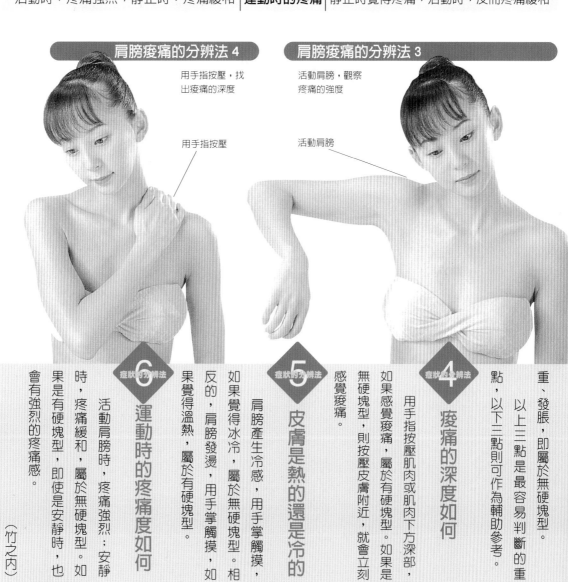

指壓治療

4 型態別．你的肩膀痠痛治療法

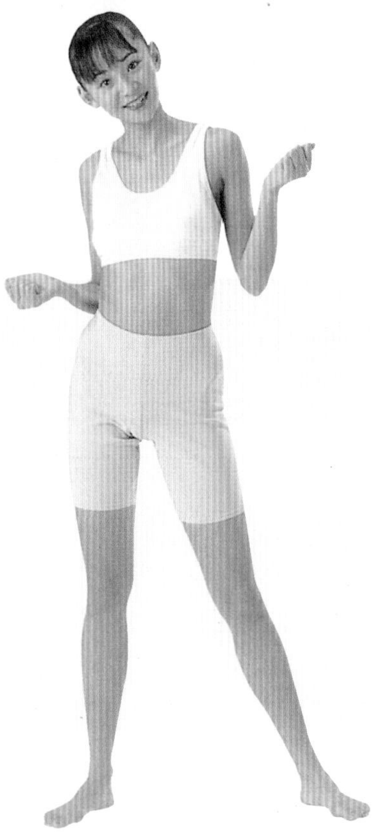

有硬塊型與無硬塊型的指壓方法不同。如果對無硬塊型使用相反的指壓法，會成為揉捏疲勞或揉捏疼痛的原因。

此外，如果對有硬塊型進行無硬塊狀型指壓，則無法提升效果，這些都必須格外注意。

有硬塊型的指壓法

有硬塊型適合較深、較強的穴道按壓刺激。

指壓因部位的不同，有時會使用中指，不過基本上會使用拇指進行指壓。

①拇指斜抵住穴道，其餘4指併攏伸直，支撐拇指的活動。如此就能固定拇指，使其以一定的強度和節奏來刺激穴道。

②第1關節彎曲，樹立拇指，或拇指翹起似的，指尖用力。雖說是指尖，但用力的不是指甲，而是拇指的指尖用力。

③彷彿將體重置於指尖似的指壓穴道。不是用手指的力量，而是用整個身體進行指壓，才是不會感覺疲勞的祕訣。按壓穴道的力量以3~4kg為主。可以先按壓體重計作練習。

④壓住穴道，口中數「1、2、3」，進行3~4秒指壓，調整呼吸，稍作休息。持續加諸穩定的力量，能夠使刺激滲透到穴道中。

⑤每個穴道要進行10次左右。

⑥移到下個穴道時，不論是否在附近，手指都不要離開肌膚。彷彿在穴道與穴道之間摩擦似的移動，更有效。

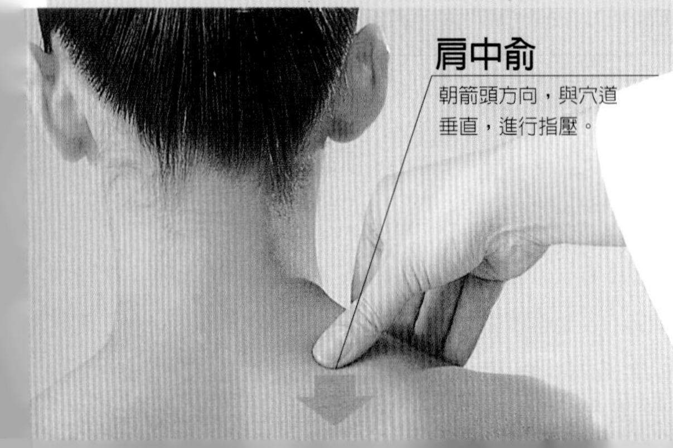

如果有「硬塊」，就要加深、加強指壓的力量。如果沒有，僅需輕揉。

無 硬塊型的指壓法

基本手指使用法與有硬塊型相同，但是無硬塊型的肩膀痠痛用力按壓時，會造成按壓疲勞，因此對於穴道要給予溫和的刺激。

①拇指前端抵住穴道，好像在穴道及其周邊畫圓似的揉散。雖說是畫圓，但應該小幅度的移動手指或彷如鋸齒狀的方式上下移動手指較佳。與其說是按壓，不如說是輕揉。

②沿著肌肉移動手指，穴道部分做重點揉壓，不僅能夠去除疲勞和緊張，也能夠促進血液循環。

（竹之內）

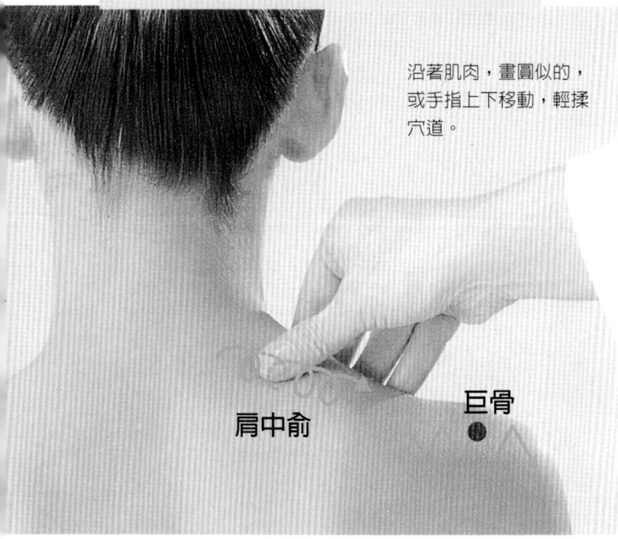

沿著肌肉，畫圓似的，或手指上下移動，輕揉穴道。

拇指抵住法與指壓法

1

拇指指尖斜抵住穴道。

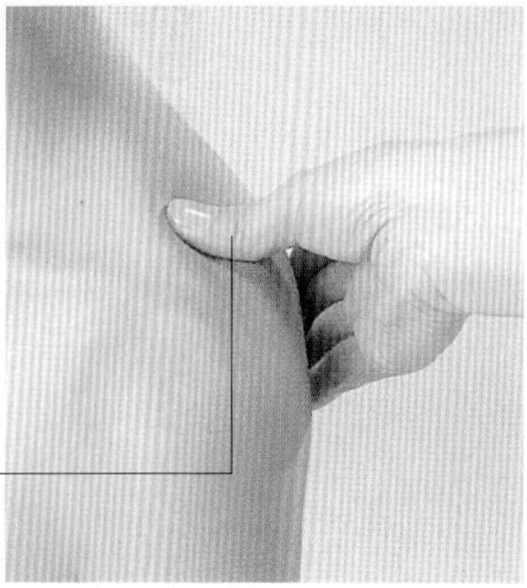

一邊按壓，一邊尋找

2

樹立拇指，按壓穴道 3 ~ 4 秒。

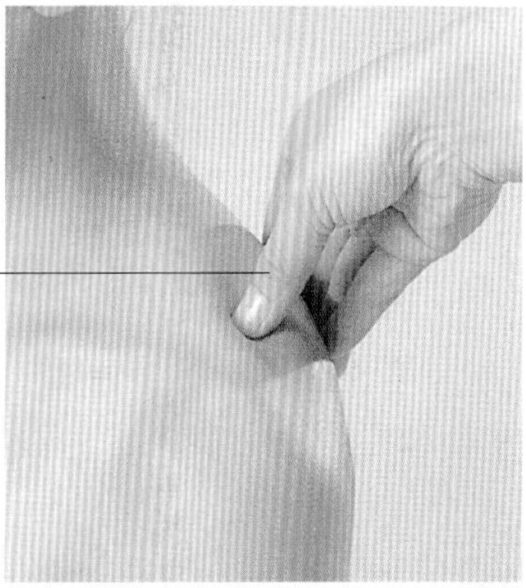

樹立拇指

3

力量集中在手指前端部位。

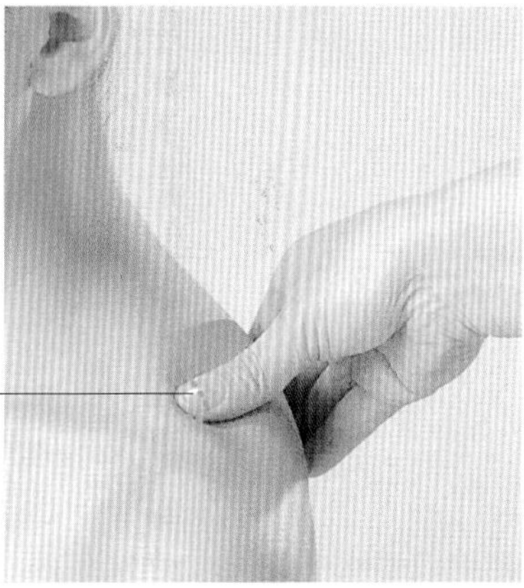

這個部分用力。

4

移到下個穴道時，手指直接在皮膚上移動。

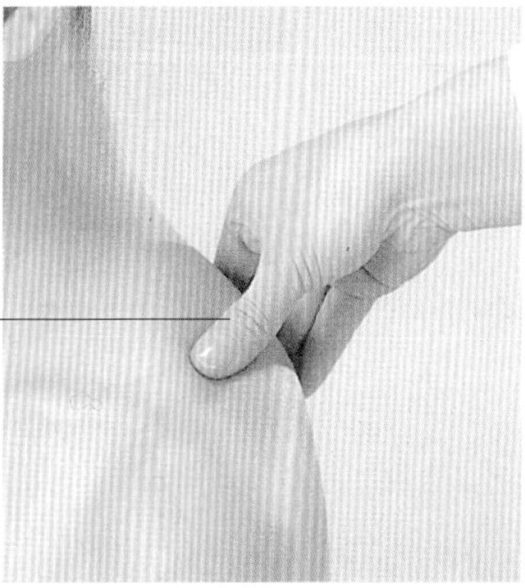

不要離開皮膚

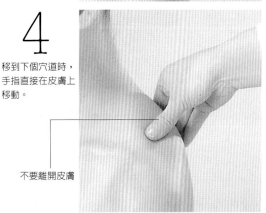

提升效果的指壓秘訣

欲提高指壓效果，最重要的是：

①從手臂和手的穴道開始，最後也以手臂和手的穴道作為結束。

②對於在身體左右成對的穴道，左右兩邊都要指壓。

例如因為疲勞的原因，導致左右某一側的肩膀痠痛，相反側的肩膀，看似沒有受到疲勞的影響，事實上，這是不可能的。因為較弱一側的肩膀，會出現強烈痠痛的症狀，為取得左右平衡，也為預防相反側的肩膀痠痛，因此，原則兩側的穴道都必須給予刺激。按壓覺得非常痛的穴道，要多費點時間進行指壓。

指壓左右兩側的穴道，從手臂開始，也以手臂的指壓作為結束。

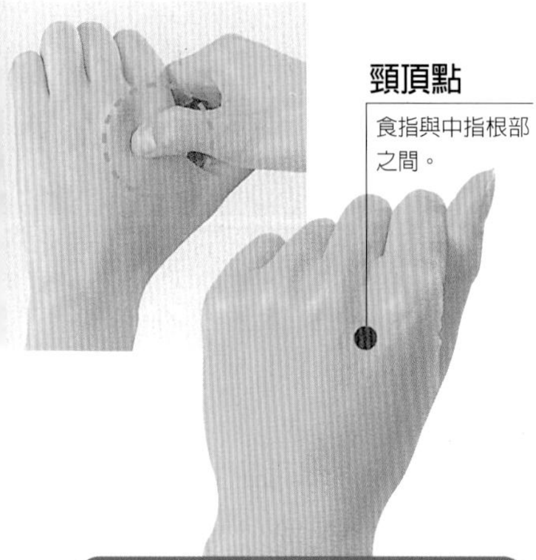

頸頂點

食指與中指根部之間。

頸頂點

與合谷相同，用拇指抵住穴道，充分揉捏。

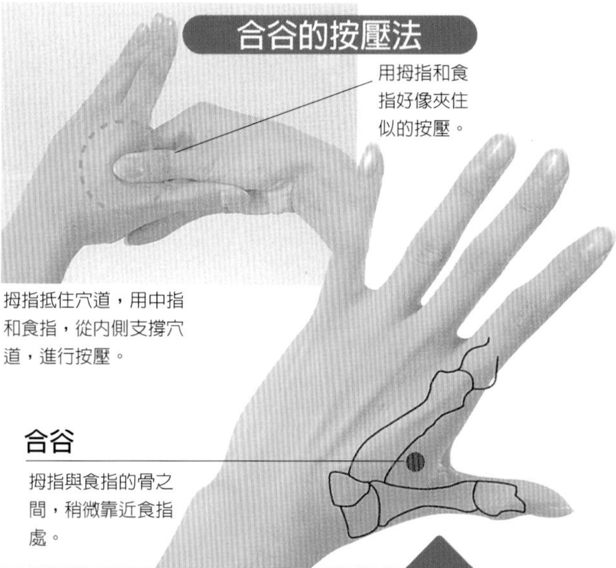

合谷的按壓法

用拇指和食指好像夾住似的按壓。

拇指抵住穴道，用中指和食指，從內側支撐穴道，進行按壓。

合谷

拇指與食指的骨之間，稍微靠近食指處。

手臂與手的指壓

手臂或手的穴道，是身體容易出現強烈異常狀態的部位，具有從距離較遠處可以控制疼痛的作用。因此，指壓首先要從手臂和手的穴道開始。如果肩膀痠痛仍無法消除，則對於背部、肩膀或頸部穴道也要給予刺激。

手的穴道中，對於肩膀痠痛特別有效的是合谷與頸頂點兩穴。合谷的指壓，拇指抵住穴道，食指和中指抵住手掌側，仔細按壓、揉捏。頸頂點則可以使用拇指揉捏。

彎曲手肘時形成的皺紋前端的曲池和前臂的孔最、郄門（參照P12~13）的穴道，好像抓住手臂似的，用拇指按壓。

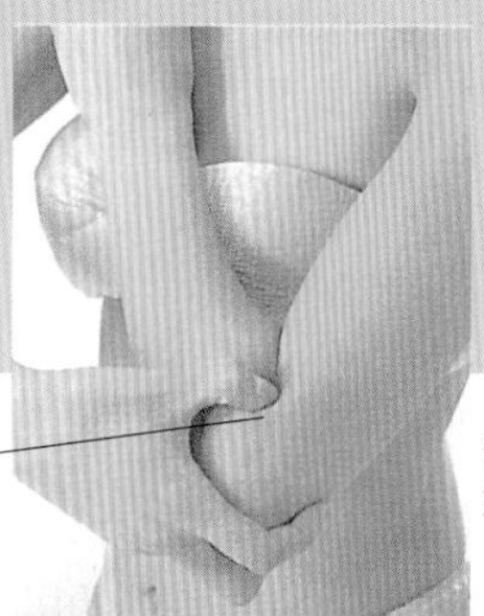

曲池

彎曲手肘時形成的皺紋前端 1cm 外側。

彷彿抓住手臂似的，用拇指指壓。

頸部、肩膀和背部的指壓

頸部痠痛時，可以指壓頸部的人迎穴，此處是重要的氣血通過部位，因此，不可以用拇指給予強壓的強烈刺激。用食指和中指指腹按壓穴道，頸部朝左右轉，當粗大肌肉移動時，就要指壓穴道。另外，對於鎖骨上方的欠盆，可以使用食指進行指壓。

如果自行指壓肩膀穴道，可以使用相反側手的中指，從肩膀上方朝向下方，垂直按壓肩井、巨骨穴，同時朝向身體內側，按壓肩中俞。

枕部的疼痛，按壓髮際處的風池十分有效。用雙手拇指抵住左右穴道，其餘4根手指彷彿支撐頭似的，可以一次指壓兩側的穴道。背部的穴道，如果無法自己進行指壓，可以參照次頁敘述的方法進行。

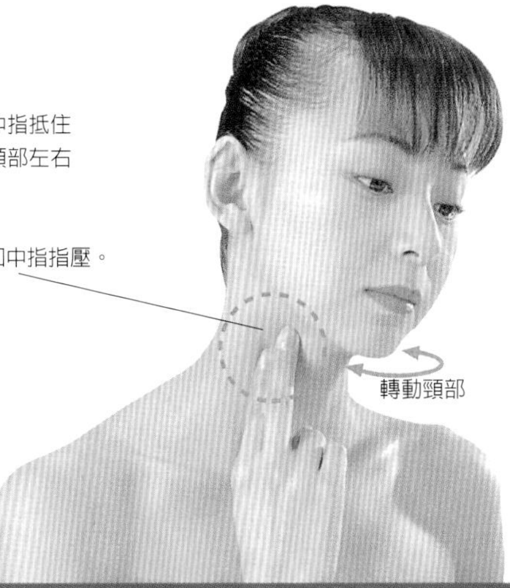

食指和中指抵住穴道，頸部左右轉動。
用食指和中指指壓。
轉動頸部

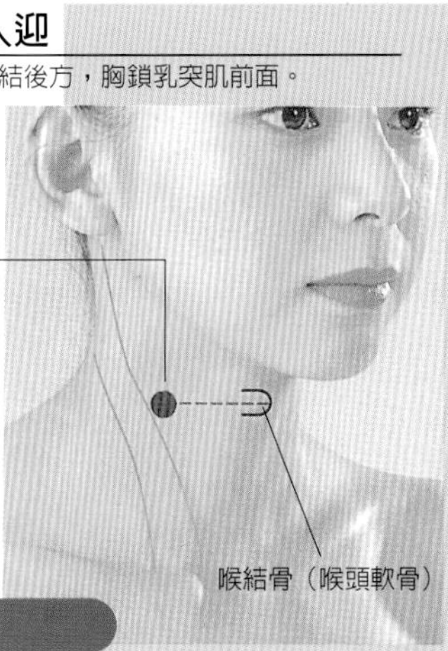

人迎
喉結後方，胸鎖乳突肌前面。
喉結骨（喉頭軟骨）

人迎的按壓法

對於肩井、巨骨的按壓，要從肩膀上方朝下，垂直按壓。對於肩中俞的按壓，則要朝向體側按壓。

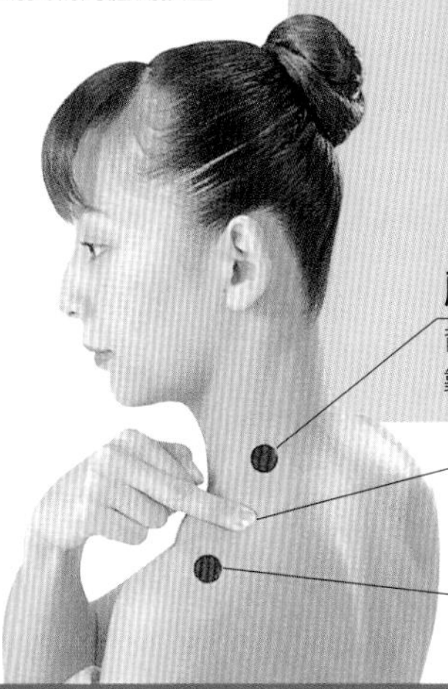

肩中俞
背骨與肩井中央，稍微靠向右側。
肩井
肩胛骨內緣線，往上提處。
巨骨
肩胛骨與鎖骨之間的陷凹處。

肩井、巨骨、肩中俞的按壓法

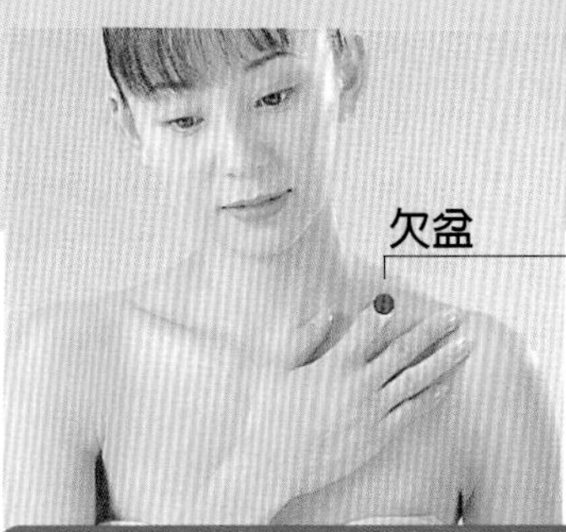

欠盆
使用食指指壓鎖骨中央部，鎖骨上方形成的陷凹處。

欠盆的按壓法

手臂與手的穴道

最後再度指壓手臂與手，利用刺激，使得積存在肩膀和頸部的血液，誘導到手臂，促進血液循環。

（竹之內）

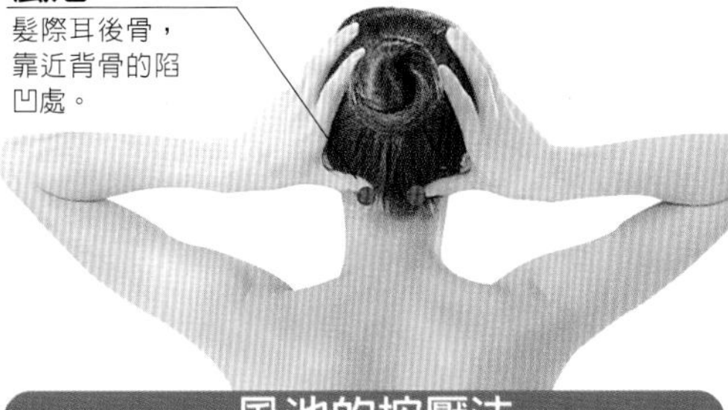

風池
髮際耳後骨，靠近背骨的陷凹處。

風池的按壓法

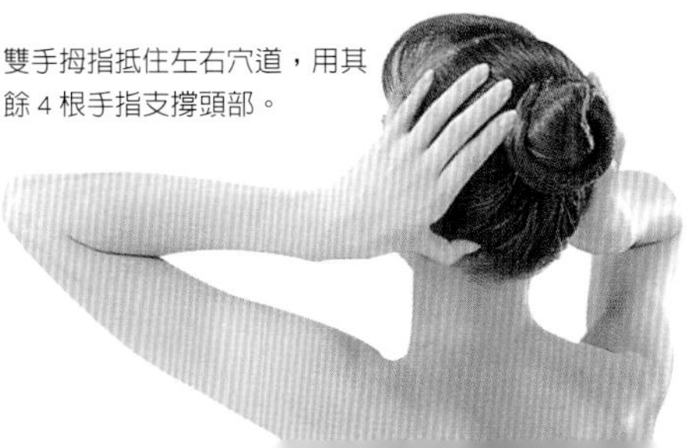

雙手拇指抵住左右穴道，用其餘 4 根手指支撐頭部。

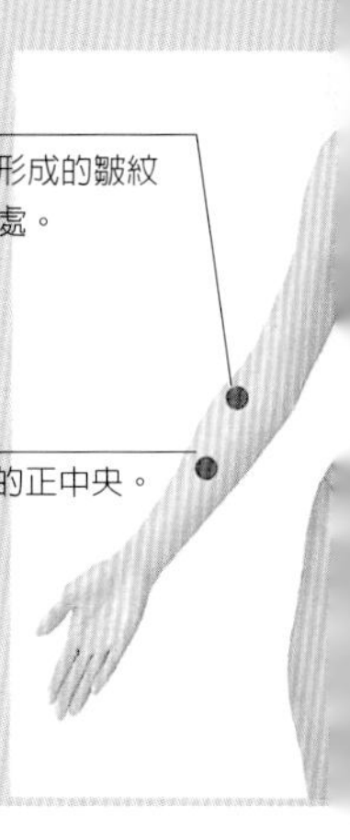

孔最
彎曲手肘時形成的皺紋下方 3 橫指處。
郄門
手肘與手腕的正中央。

高明的指壓技術

背部或肩膀的穴道不要勉強自己進行指壓，可以請他人代勞。

請他人為自己指壓時，要取得自己覺得最輕鬆的姿勢，放鬆肌肉。如果是趴著，胸部受到壓迫，無法充分放鬆，此時指壓的力量過於強大，十分危險，因此最好採取側躺的姿勢或以坐姿進行。

另外坐在軟床上很難進行指壓，所以最好鋪較硬的墊子。

進行指壓的人，朝向身體的中心壓入各穴道，體重彷彿置於手指似的按壓，非常有效，這也是不會感覺疲勞的指壓祕訣。按壓強度以痠痛者感覺舒服為止。

指壓從手臂開始，移到背部和肩膀的穴道。手臂按壓法與自己進行時的方法相同（參照18～19頁）。

體重置於指尖上，朝向身體中心按住穴道。

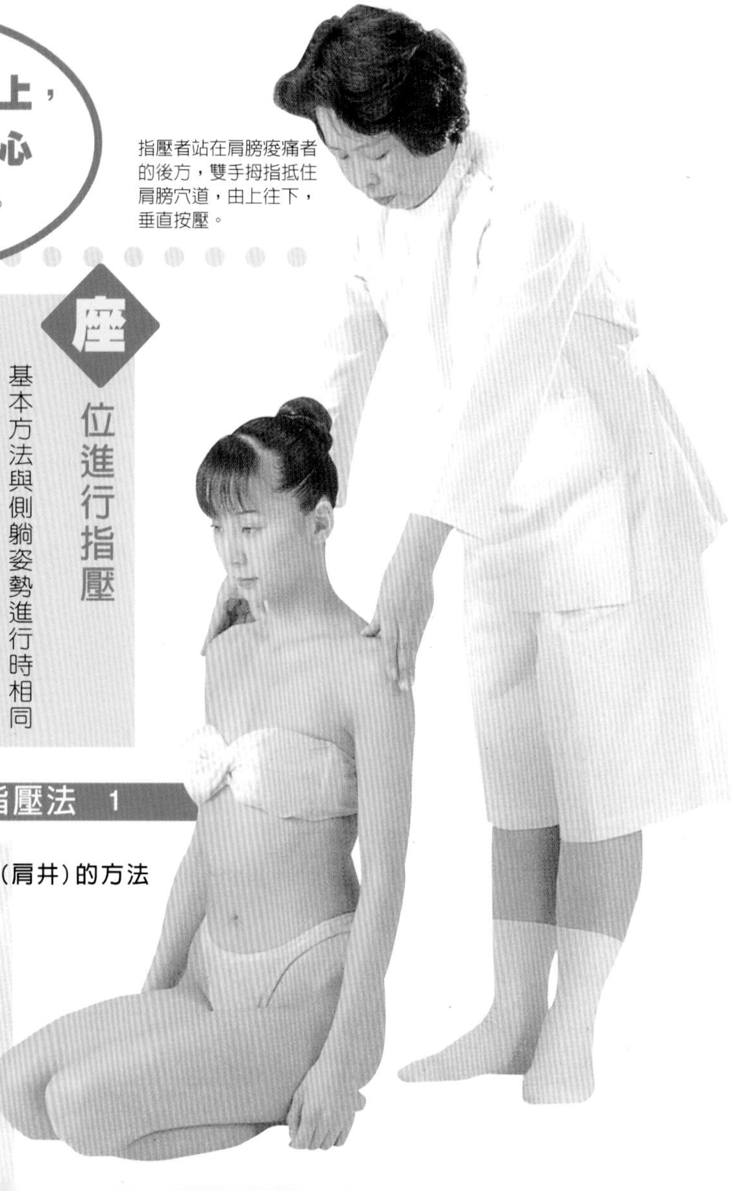

指壓者站在肩膀痠痛者的後方，雙手拇指抵住肩膀穴道，由上往下，垂直按壓。

座位進行指壓

基本方法與側躺姿勢進行時相同（參照左頁），不過如果是座位，則可用雙手同時按壓左右穴道。

①進行指壓的人，站在肩膀痠痛者的後方。

②雙手拇指抵住左右肩膀穴道，

坐姿指壓法 1

按壓肩膀穴道（肩井）的方法

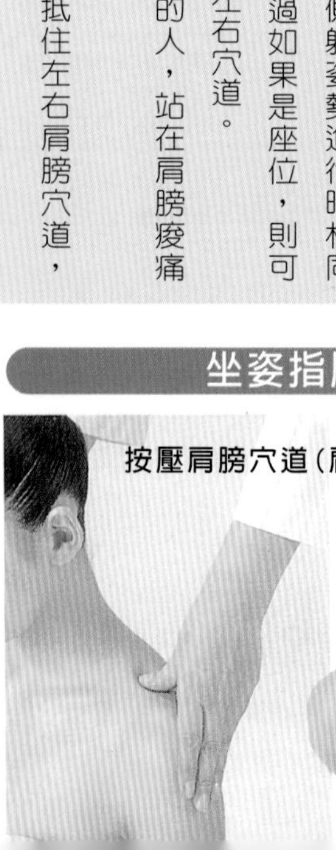

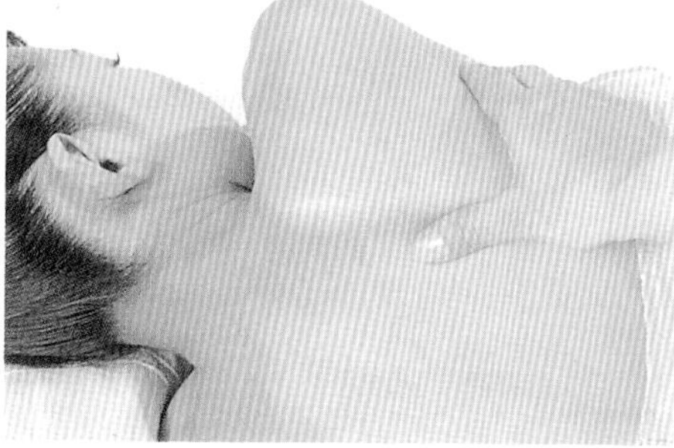

側躺指壓法

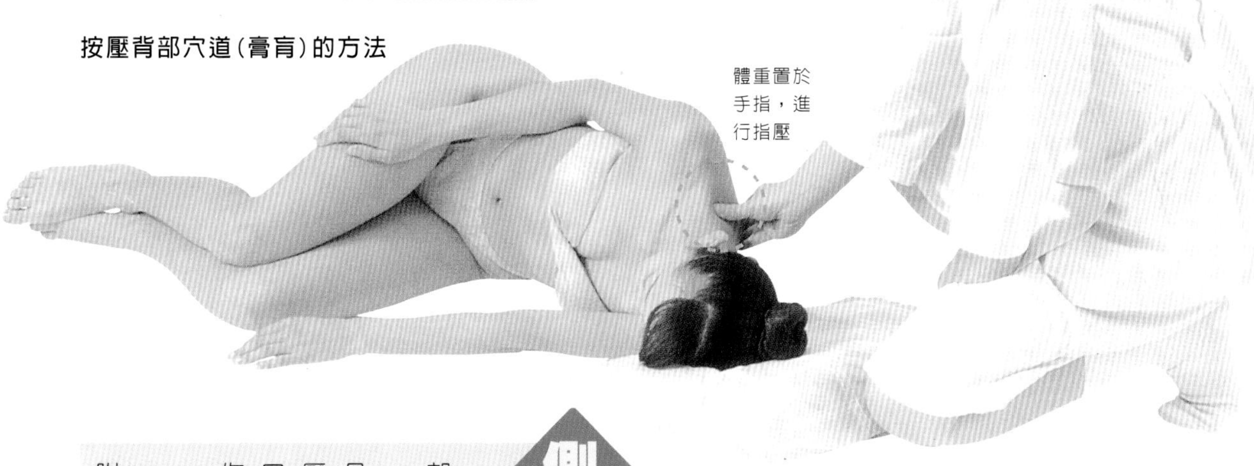

按壓背部穴道（膏肓）的方法

體重置於手指，進行指壓

肩膀穴道（肩井），從肩膀朝向肚臍的方向按壓。

側躺姿勢的指壓

①指壓者單膝跪坐在肩膀痠痛者頭部後方。

②右手拇指抵住穴道，依肩井、巨骨的順序，從肩膀上方朝肚臍方向，按壓穴道。身體往前傾，體重置於手指，口中數「1、2、3」，停止動作，稍作休息。各進行7~10次。

③指壓者移動到肩膀痠痛者背後。

④沿著肩胛骨內側線，依肩中俞、附分、膏肓、譩譆的順序，各指壓7~10次。結束後，由背部朝身體前側，筆直按壓穴道。移到下個穴道時，手指不要離開肌膚，彷彿用手指摩擦肌肉似的移動，如此能夠放鬆肌肉的緊張，穴道也容易接受刺激。

⑤接受指壓者轉向相反側，利用相反側的穴道，請對方為自己進行①~④的指壓。

⑥以揉捏手臂的穴道作為結束。

（竹之內）

由上往下，垂直按壓。肩井、巨骨各指壓7~10次。

③膝跪立，左右同時按壓背部的穴道，肩膀痠痛者如果能夠配合指壓，彷彿將背部放倒似的，就能順利按壓穴道。最後以指壓手臂作結束。

坐姿指壓法 2

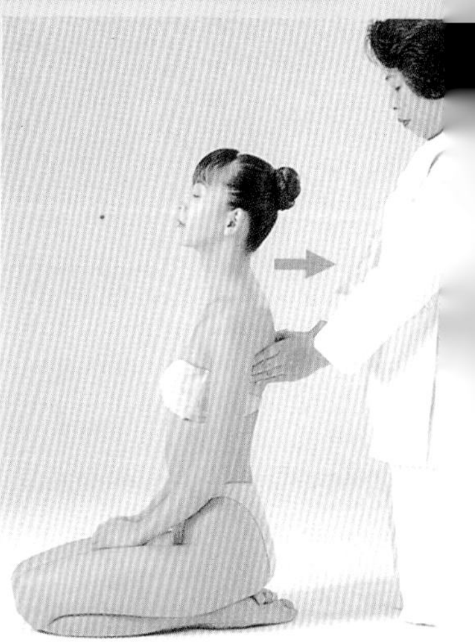

指壓者跪膝，左右同時按壓背部穴道。接受指壓者，也要配合指壓，輕輕往後倒。

7 指壓治療

從根本治療肩膀痠痛體質的穴道

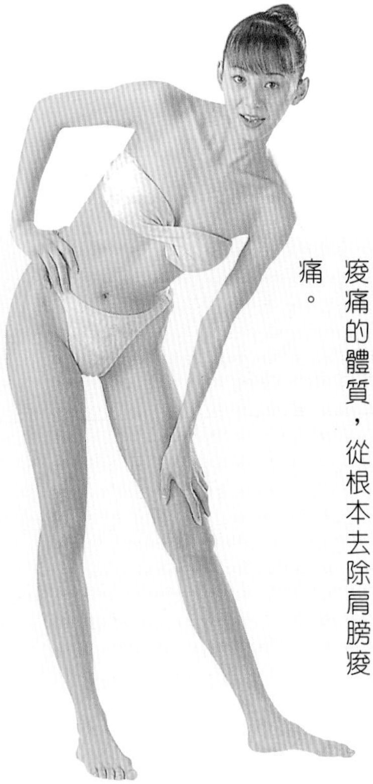

欲直接緩和肩膀痠痛，先前敘述的刺激相當有效，但是要對於直接原因發揮作用，治療肩膀痠痛，必須使用接下來為各位介紹的在手指、腳趾的穴道。

此穴道是12經絡（東方醫學所謂能量的流通經路）開始的特別穴道，稱為「井穴」。

井穴能夠改變容易引起肩膀痠痛的體質，從根本去除肩膀痠痛。

手指的井穴

少商 與呼吸系統有關的穴道，對於初期感冒、扁桃腺炎、頭痛等具有特效。

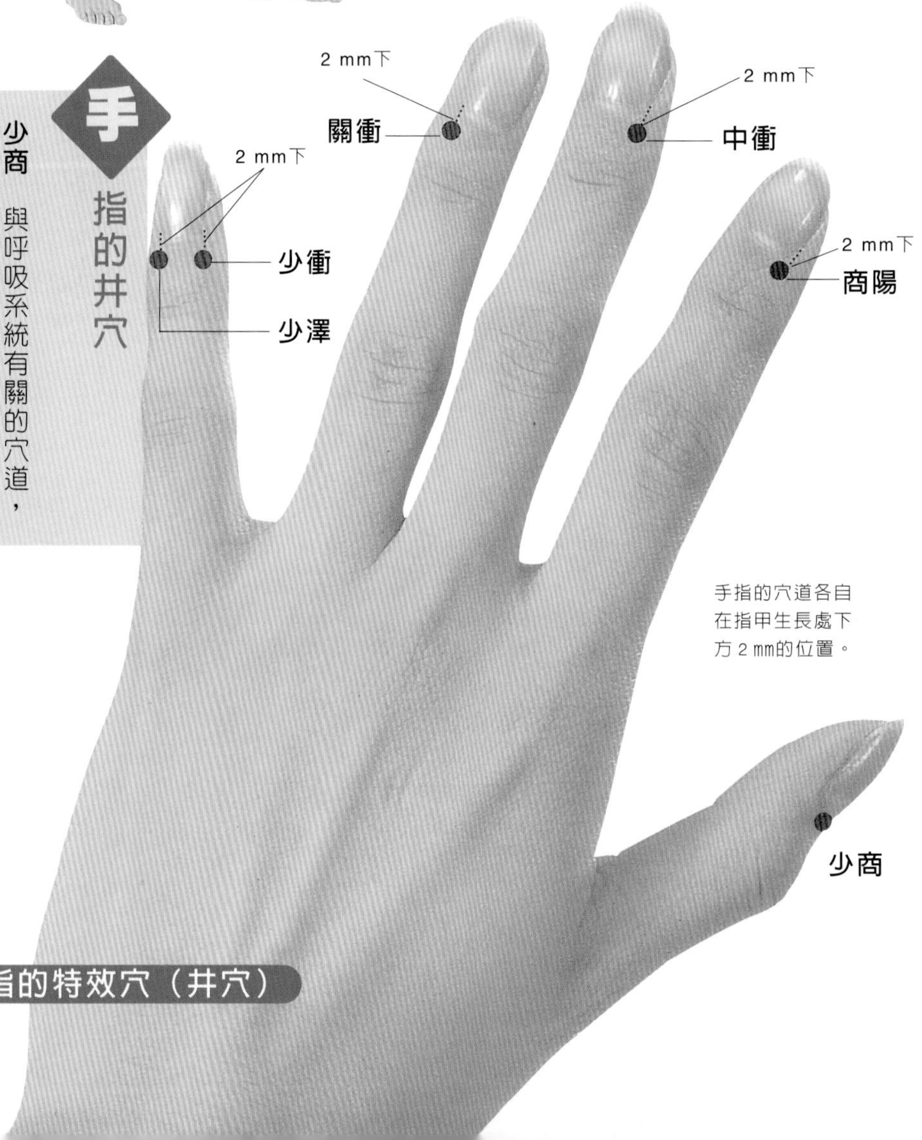

2 mm下
關衝
2 mm下
中衝
2 mm下
少衝
少澤
2 mm下
商陽
少商

手指的穴道各自在指甲生長處下方2mm的位置。

手指的特效穴（井穴）

腳趾的井穴

隱白 對於糖尿病或甜食、水果攝取過多及記憶力減退等具有特效的穴道。

太敦 對於肝臟系統障礙非常有效的穴道。對於因為肝炎而造成的黃疸、肝硬化、宿醉等都有效。

厲兌 對於胃有效的穴道。用來治療胃下垂、胃弱、攝食過多等。

竅陰 對於因為揮鞭式損傷症等導致的頸部異常及落枕（睡擰脖子）、風濕、膽結石造成的肩膀痠痛等具有特效。此外，對於因為眼睛疲勞、斜視等視力障礙導致的肩膀痠痛也有不錯的效果。

第二至陰 對於腎臟系統發揮作用的穴道。對於因為腎病變或腎臟疾病導致的肩膀痠痛及腎性高血壓、水分代謝不良、浮腫的人，或是因為腎結石，從腰到肩膀疼痛等，皆可使用。

至陰 與水分代謝有關的穴道。因為水腫而導致的肩膀痠痛或手腳冰冷症，尤其只有腳冰冷，上半身發燙的人，或是走路過多，導致肩膀痠痛、夜尿症、子宮前後屈等都有效果。

罹患以上的疾病，可對於該穴道進行刺激。

（竹之內）

手指、腳趾的穴道，能夠直接對於肩膀痠痛的原因發揮作用，創造不會肩膀痠痛的體質。

商陽 對於消化系統，尤其是胃腸障礙或胃下垂、胃弱、過敏性大腸炎的人有效。

中衝 對壓力有效的穴道，是便祕、失眠、不安感、經常作夢而無法熟睡的特效穴道。

關衝 與女性生理或荷爾蒙分泌有關的穴道，可以改善更年期障礙、月經困難症、生理不順或血液循環等。

少衝 停止焦躁、穩定情緒的穴道。對於因為心悸或心臟神經症、壓力、更年期障礙導致的焦躁具有特效。

少澤 對於因為風濕造成的肩膀疼痛、神經痛、便祕、運動不足引起的肩膀痠痛有效。

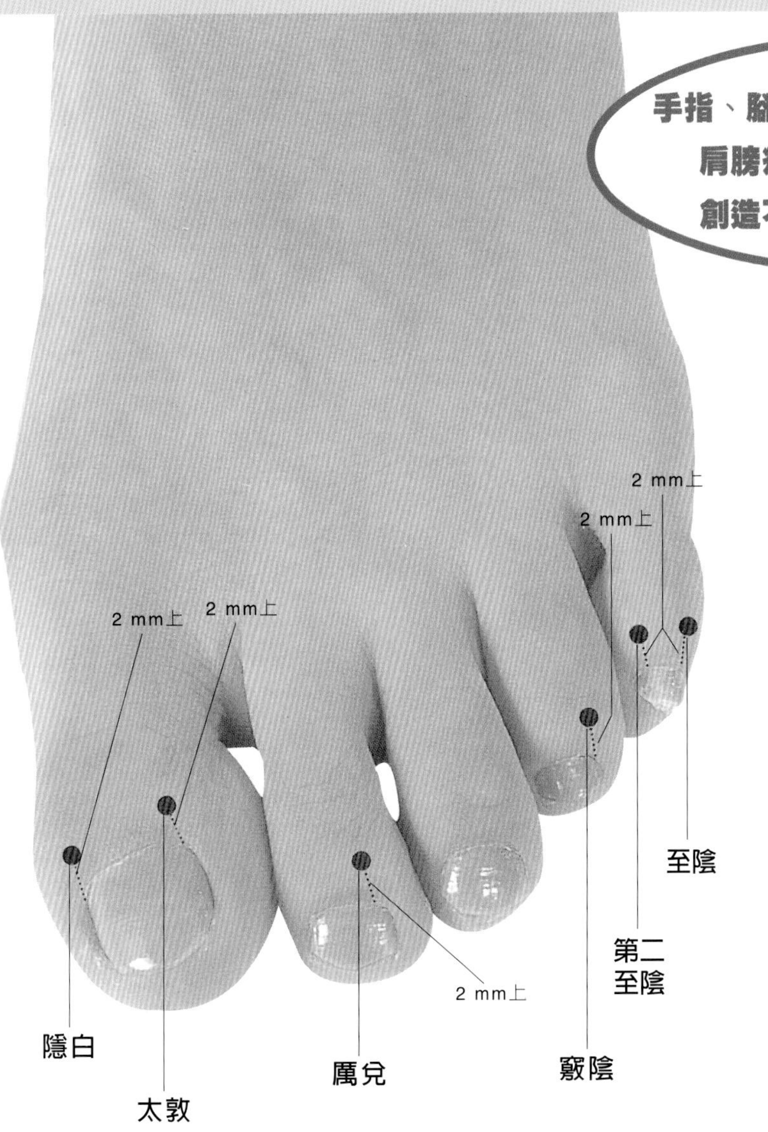

2 mm上
2 mm上
2 mm上
2 mm上
2 mm上
至陰
第二至陰
竅陰
厲兌
太敦
隱白

腳趾的穴道各自在距離生長處2 mm上方的位置。

腳趾的特效穴（井穴）

按壓指尖特效穴的方法

如果清楚明白肩膀痠痛的原因，則可以揉捏對應穴道（井穴），但一般人往往都不了解自己肩膀痠痛的原因。

此時相當方便的是，使用手或手指的病變診斷法。東方醫學認為，手、腳等身體的末梢部是反映身體異常的鏡子。手、腳與身體有肉眼看不見的經絡通過，而經絡的流通來自手、腳末端的井穴，此即東方醫學的觀點。

因此，身體異常時，其徵兆首先出現在手指、腳趾。反之，如果治好手指的異常，就能調整身體的異常。仔細觀察自己的手指，如果有異常，要仔細揉捏該指的井穴。若尚未成為真正的疾病，而身體卻產生異常，也可以藉此恢復正常的身體，改善肩膀痠痛的體質。

揉捏法

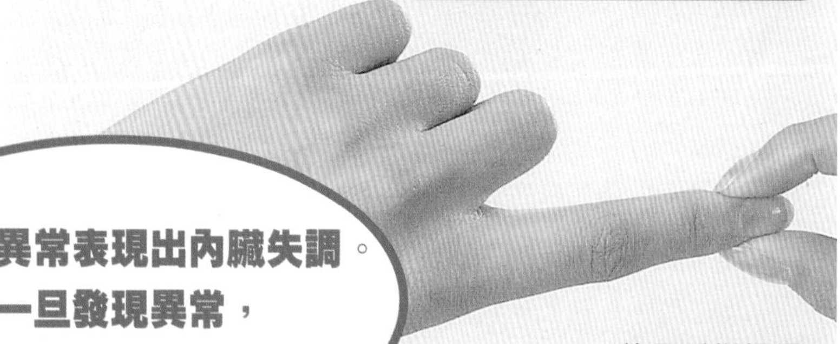

使用手指揉捏。

手指的異常表現出內臟失調。一旦發現異常，就要揉捏指尖的穴道。

手指的檢查重點

①手掌或手背、手指的顏色是否參差不齊
如果略帶紫色或出現斑點，就是疾病的徵兆。

②手指的形狀是否整齊
參差不齊的手指、彎曲的手指、指尖後翹的手指、臃腫的手指都是病變的徵兆。

③手指的溫度
過於冰冷或過於熱燙，都是疾病的徵兆。

④皮膚是否光滑、健康
是否非常乾燥或出現肉刺，都必須格外注意。

⑤按壓指尖，是否覺得疼痛
用相反側手的拇指和食指捏住指尖，按壓看看，如果覺得疼痛，就要充分揉捏此手指的井穴。

⑥指甲的顏色和形狀如何
指甲顏色不良或變形，都是疾病的徵兆。

手指井穴的按壓法

經由手指的檢查，發現異常時，就要刺激該指的井穴。

最簡單的方法就是用另一隻手的拇指和食指的指腹，抓住指甲根部進行揉捏的方法。一次進行20次，要仔細揉捏。這個刺激隨時隨地都可以進行。無論是坐在車上或工作時，只要想到，就揉捏手指吧！

此外，用牙籤頭敲打井穴，也是很好的方法，但必須注意，要找出井穴的正確位置。學會了根本治療肩膀痠痛的體質改善法，就要養成每天刺激井穴的習慣。

（竹之內）

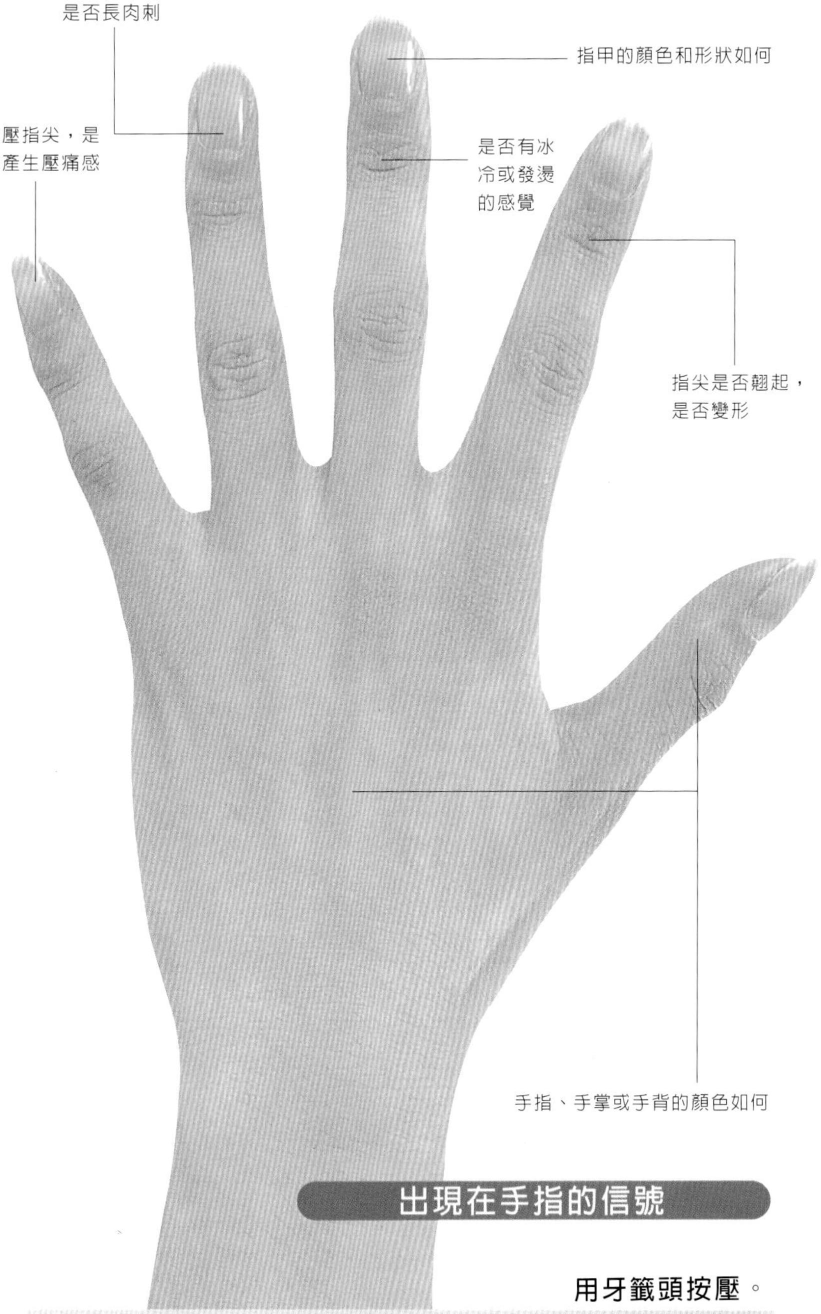
皮膚是否乾燥，是否長肉刺
指甲的顏色和形狀如何
按壓指尖，是否產生壓痛感
是否有冰冷或發燙的感覺
指尖是否翹起，是否變形
手指、手掌或手背的顏色如何
出現在手指的信號

用牙籤頭按壓。

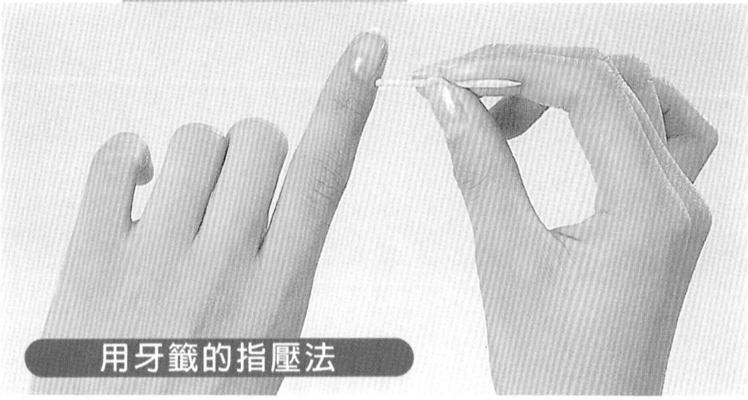
用牙籤的指壓法

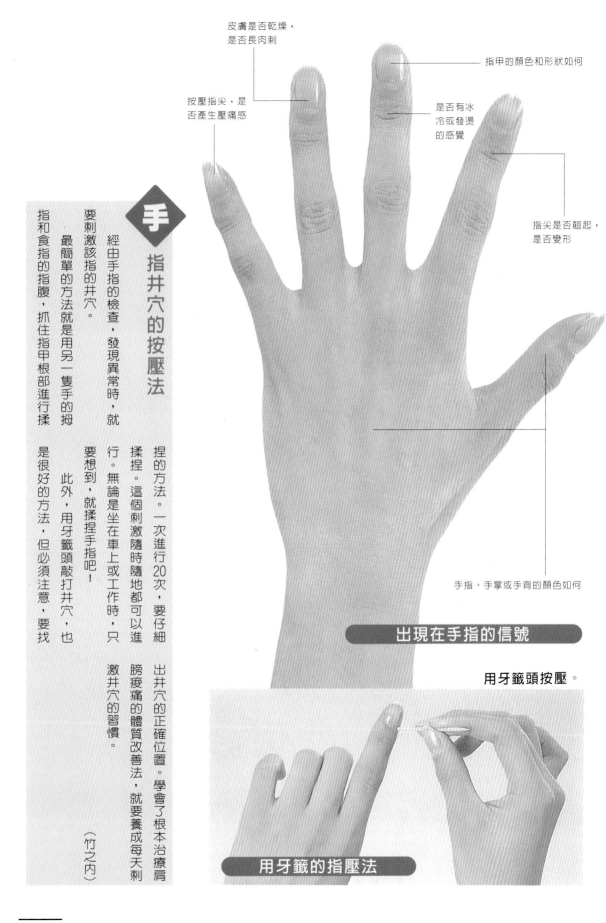

熱敷治療

溫熱刺激僅止於感覺舒適的溫度，絕對不可以忍耐熱度。

欲去除肩膀痠痛的原因、肌肉緊張或瘀血，熱敷痠痛的部位十分有效。患部溫熱，促進血液循環，就能夠去除引起疼痛的物質，緩和肩膀痠痛的症狀。

市面有販售稱為熱敷墊的溫熱刺激用的道具，也可以用家庭中物品代替。

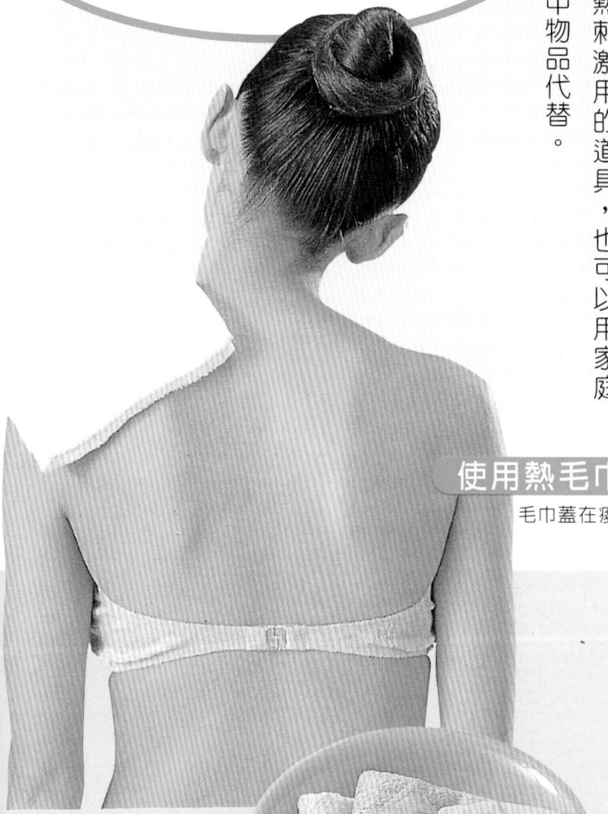

使用熱毛巾熱敷①

毛巾蓋在痠痛的部位。

使用熱毛巾

如果利用帶點溼氣的溫熱，則具有滲透到皮膚內的效果。

①準備熱水和洗臉盆、毛巾、橡皮手套、塑膠袋。

②毛巾浸泡在熱水中。

③手上戴著橡皮手套，擰乾毛巾。

④毛巾冷卻到不會燙傷的程度，攤開置於疼痛的部位，連毛巾角也要緊貼肌膚。

⑤上面蓋上塑膠布，防止毛巾的溫度降低。

保持此狀態，溫熱患部，毛巾冷卻後，再浸泡在熱水中，重新做熱毛

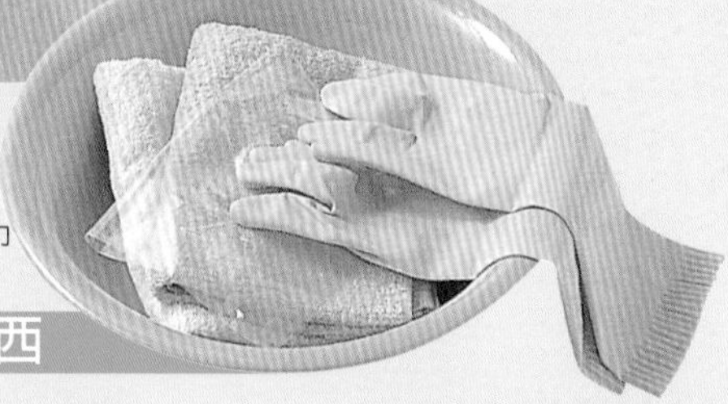

準備的東西

熱水 洗臉盆 2條毛巾 橡皮手套 塑膠布

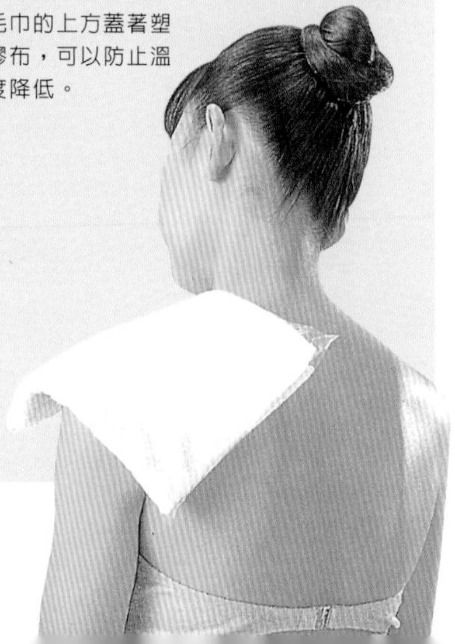

使用熱毛巾熱敷②

毛巾的上方蓋著塑膠布，可以防止溫度降低。

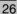

使用拋棄式熱敷墊

最簡便的方法是使用拋棄式的熱敷墊，但是絕對不可以忍耐熱度。一直擺在相同的部位，可能會造成低溫燙傷，因此，感覺過熱時，就要趕緊將其挪開。痠痛的部位對於溫熱刺激感覺較遲鈍，所以，若等到感覺太熱，就已經很危險了。

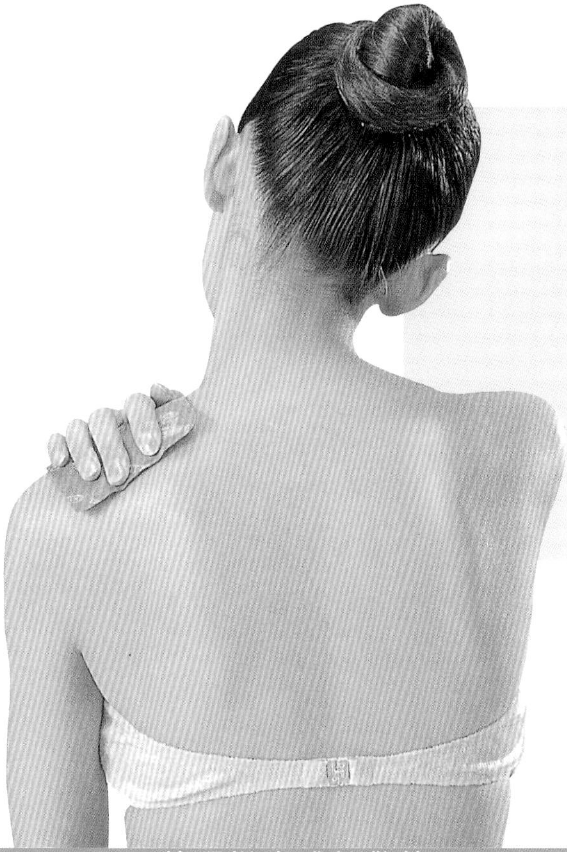

使用拋棄式熱敷墊

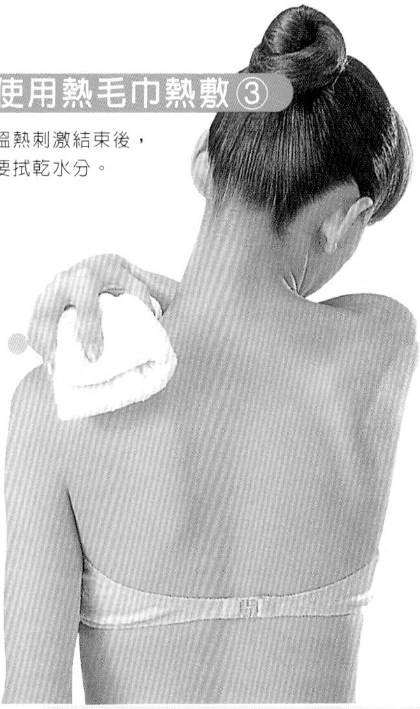

使用熱毛巾熱敷③

溫熱刺激結束後，要拭乾水分。

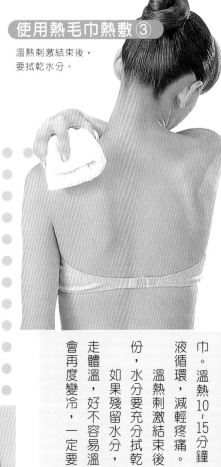

巾。溫熱10~15分鐘，能夠促進血液循環，減輕疼痛。

溫熱刺激結束後，蓋毛巾的部份，水分要充分拭乾。

如果殘留水分，會因蒸發而奪走體溫，好不容易溫熱過的肩膀，會再度變冷，一定要特別注意。

使用吹風機

①吹風機的熱風朝著痠痛的部位吹。

②感覺太燙時，立刻移開吹風機或改變風向。

過燙、挪開，這個動作反覆做幾次。因為溫度很高，所以只需做3~5分鐘就夠了。

溫熱刺激隨時都可以進行，等到肩膀溫熱、放鬆時，再進行穴道指壓或按摩，就能產生相輔相成的效果。

（竹之內）

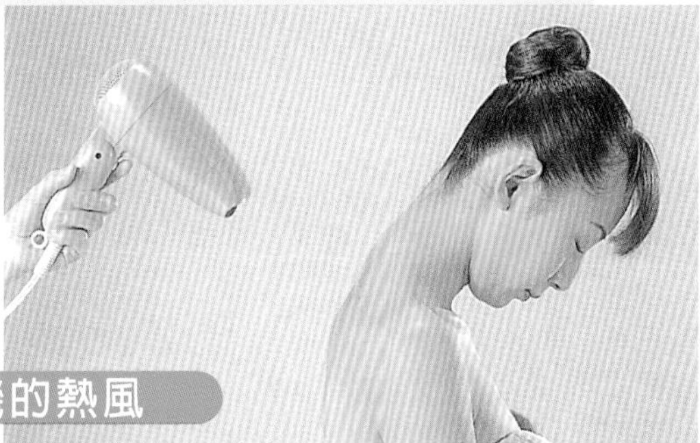

利用吹風機的熱風

泡澡、淋浴治療

最初感覺苦重感的肩膀痠痛，嚴重時，會有疼痛感，此時一定要實行的就是泡澡或淋浴的交替浴。

所謂交替浴，即溫刺激和冷刺激交替，反覆進行。利用這個刺激，能夠使得血管擴張或收縮，亦即能夠強化血管，促進血液循環。當然平常的泡澡也能放鬆肌肉，促進血液循環，但

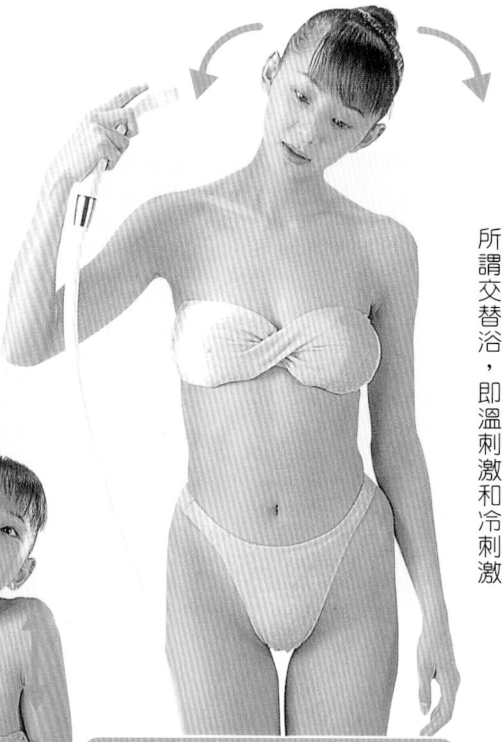

頸部往左右倒

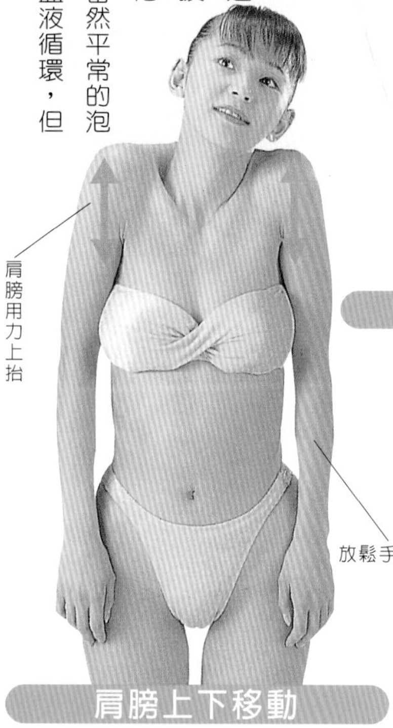

肩膀上下移動

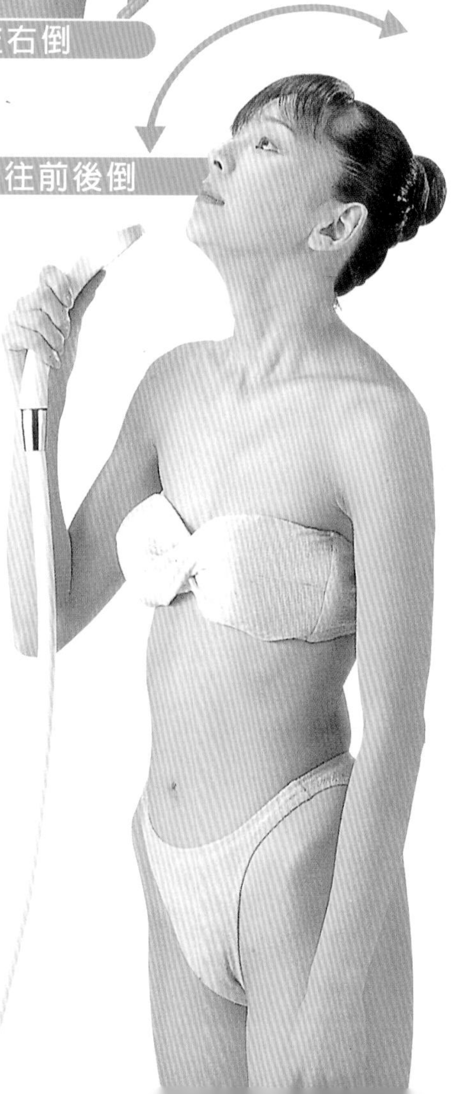

頸部往前後倒

①最初利用40~42℃的水，淋浴2~3分鐘。只需和泡澡時的溫度相同即可。

②用17~20℃低溫的水，淋浴2~3分鐘。17~20℃的水較自然水稍溫熱一點的程度，即在盛夏陽光照耀下，變得溫暖的溫水的溫度就夠了。

40~42℃的熱水和17~20℃的溫水交互淋浴，總計淋浴5~9次。最重要的是，交替浴一定是從熱水開始，從熱

熱水與溫水交互淋浴，從熱水開始，從熱水結束。

是每天大量流汗，泡在浴缸裡，欲藉此溫熱肩膀，反而會引發疲勞的問題。

就這一點而言，交替浴不會消耗體力，造成身體的負擔，而且能夠得到血液循環的效果。方法很簡單，只要持續10~15分鐘就夠了。可以利用浴缸中的熱水和溫水來進行，或者最簡單的方法就是淋浴。

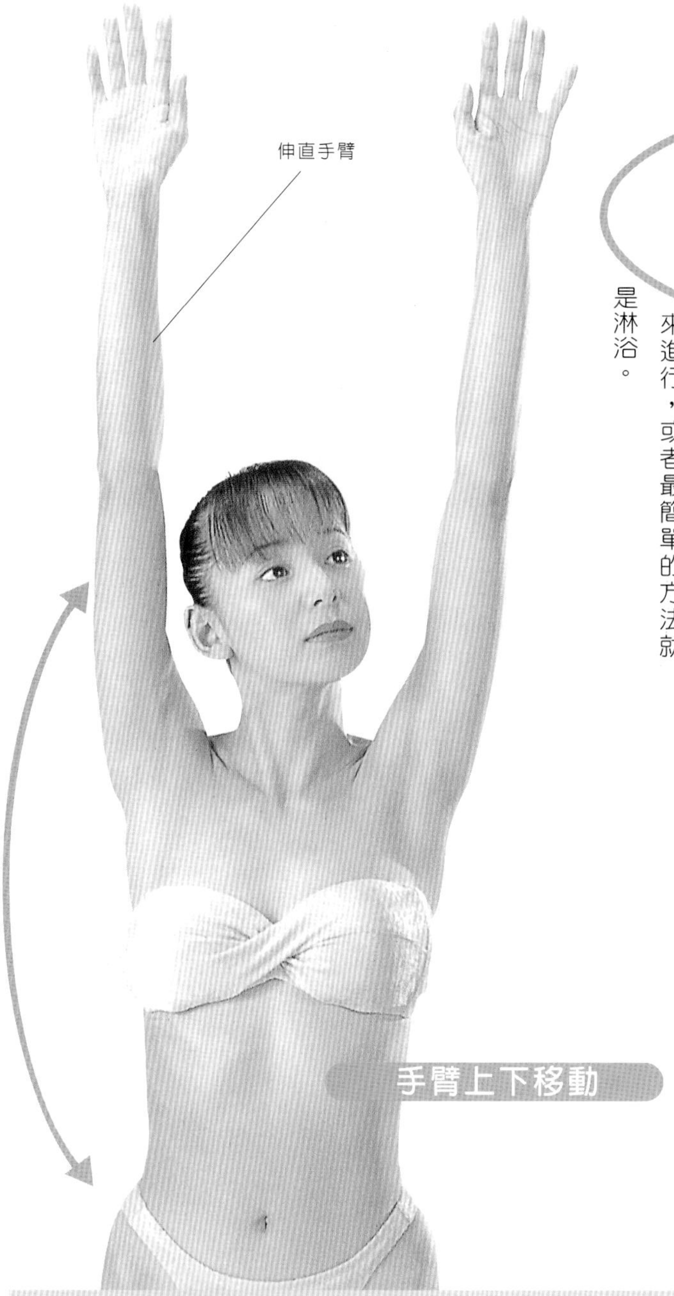

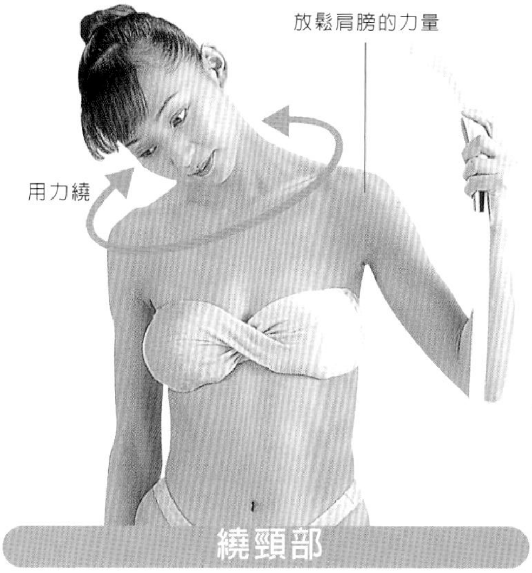

水結束，如此就能使肌肉放鬆，淋浴後，肩膀也不會發冷。

尤其肩膀痠痛部分，可以重點式的淋浴。進行5次交替浴，身體應該已經很溫暖了。身體充分溫暖後，夏天當然不用說，如果是冬天，只要浴室和脫衣室溫暖，就算進行交替浴，也不用擔心感冒的問題。

盡可能一天2次，早晚進行交替浴，尤其早晨，肩膀瘀血非常嚴重，利用交替浴，去除瘀血，就能消除肩膀疼痛感，過著舒適愉快的一天。最近溫冷交替進行的交替溫度治療器已經開始販售。

更積極消除肩膀痠痛的方法就是，除了交替浴外，還要合併進行肩膀痠痛體操。

肩膀淋浴時，同時做頸部左右、前後及旋轉運動、肩的上下運動、手臂的上下運動。運動活動肌肉，能促進血液循環，加上外界的溫冷刺激，更加能促進血液流動。

此外，如果蓮蓬頭噴嘴孔變小，利用水流的衝擊，更能產生按摩效果。

（荻島）

體操治療 1

放鬆肩膀肌肉

採取不習慣的姿勢或持續對肩膀造成負擔的姿勢，肩膀肌肉就會痠痛、僵硬。能夠放鬆痠痛、僵硬肌肉的就是體操。利用體操伸縮肌肉、收縮的壓力，使得積存在靜脈的血液能夠順利流通。

在此介紹與肩膀有關，能夠有效活動肌肉的一些體操。考慮一下自己的痠痛究竟位在何處，組合兩、三種能夠活動此部位的體操。

經常站著工作或坐著工作，持續一定的姿勢1小時以上，就要做10分鐘體操，務必注意這一點。每天持續進行少許的體操，不僅可以治療肩膀痠痛，同時也能使容易引起肩膀痠痛的人預防復發。

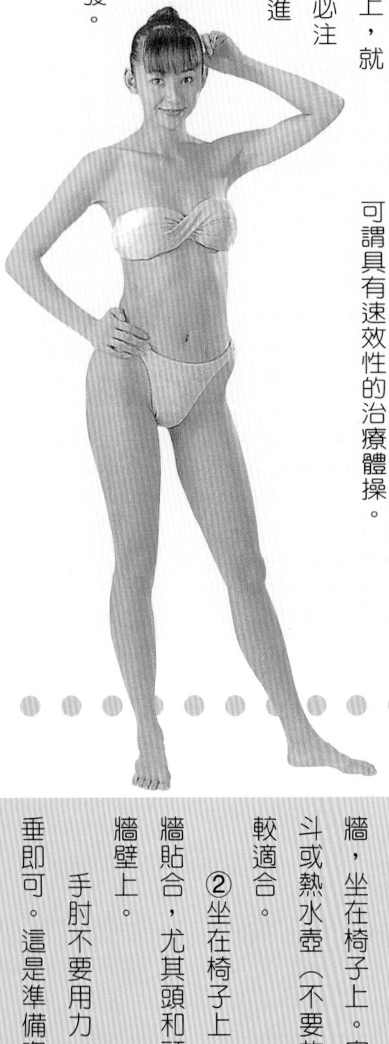

最初介紹的是放鬆肩膀肌肉的體操。對於現在有肩膀痠痛的人而言，可謂具有速效性的治療體操。

肩膀上下運動

①雙手持2 kg的砝碼，背靠牆，坐在椅子上。家庭用品中，熨斗或熱水壺（不要放熱水）的重量較適合。

②坐在椅子上，背部一定要與牆貼合，尤其頭和頸部，務必貼在牆壁上。

手肘不要用力，從肩膀以下下垂即可。這是準備姿勢。

肩膀上下運動

雙手持約2 kg的砝碼，背肌挺直，坐在椅子上。

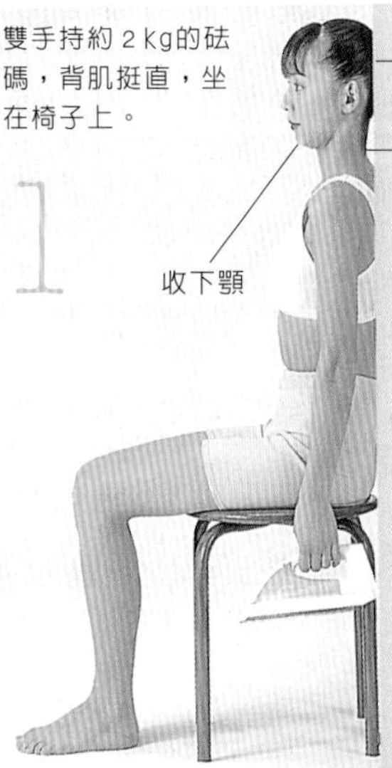

放鬆手臂的力量，肩往上抬，砝碼往上抬。

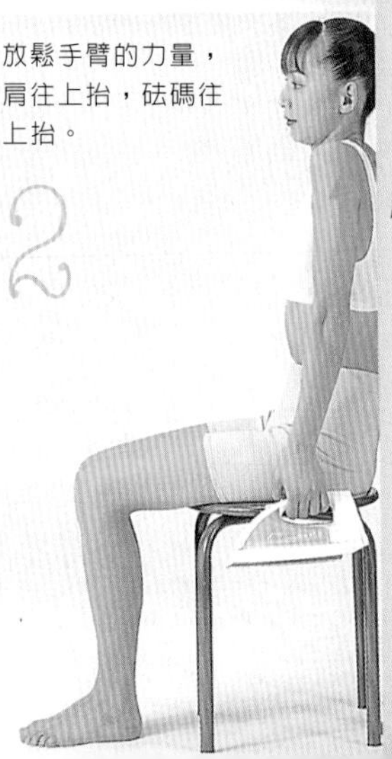

雙臂上下旋轉運動

雙臂小幅度旋轉，同時上下運動。

①雙腿打開如肩寬站立，繞雙臂，同時從一側開始慢慢往上抬。

②相反側一邊繞手臂，一邊慢慢放下。

反覆進行這個運動，直到手臂稍微感覺疲倦為止，其重點在於動作一定要慢慢進行。對於肩膀肌肉和手臂肌肉而言，都是很好的運動。

比表面看起來更為艱苦的運動，所以不要勉強，要一點一點慢慢進行。

（荻島）

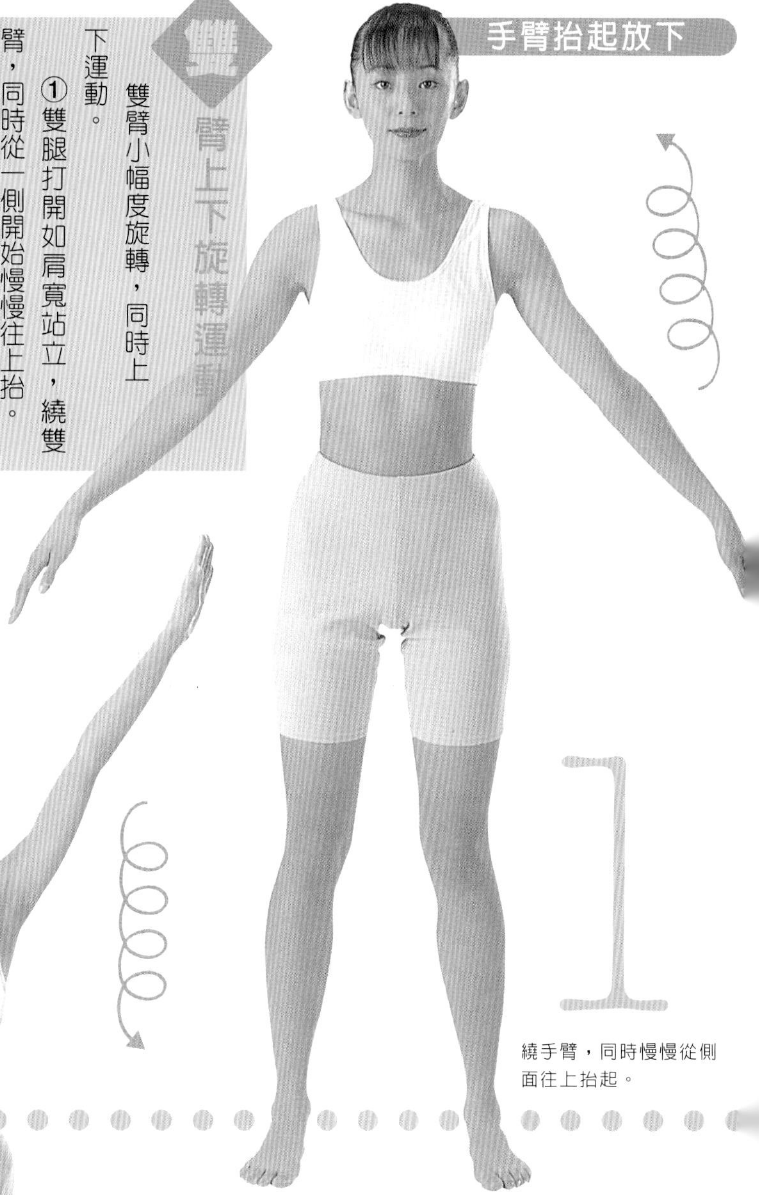

1

繞手臂，同時慢慢從側面往上抬起。

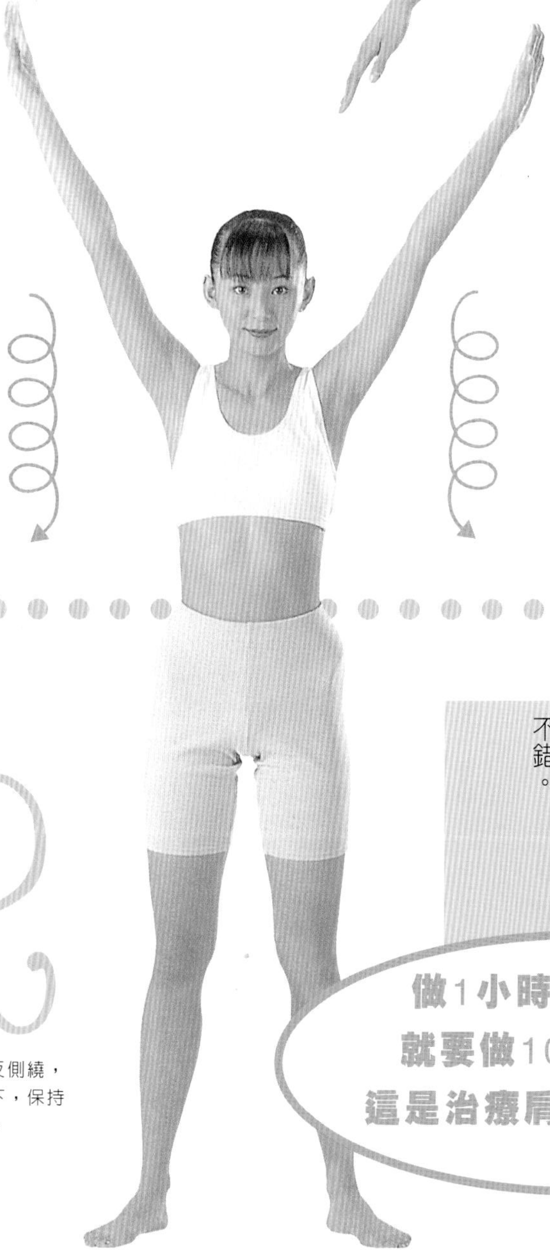

2

手臂朝相反側繞，慢慢的放下，保持手臂伸直。

③盡可能將肩往上抬，放鬆手臂的力量，祕訣是只用肩慢慢的抬起砝碼。

④用力聳肩，突然放鬆力量，回到③的動作。

這個體操能夠使肩胛骨上抬，具有伸縮肩膀與背部肌肉的效果，尤其肌肉無力的人，每天反覆進行也不錯。

做1小時的工作，就要做10分鐘的體操，這是治療肩膀痠痛的原則。

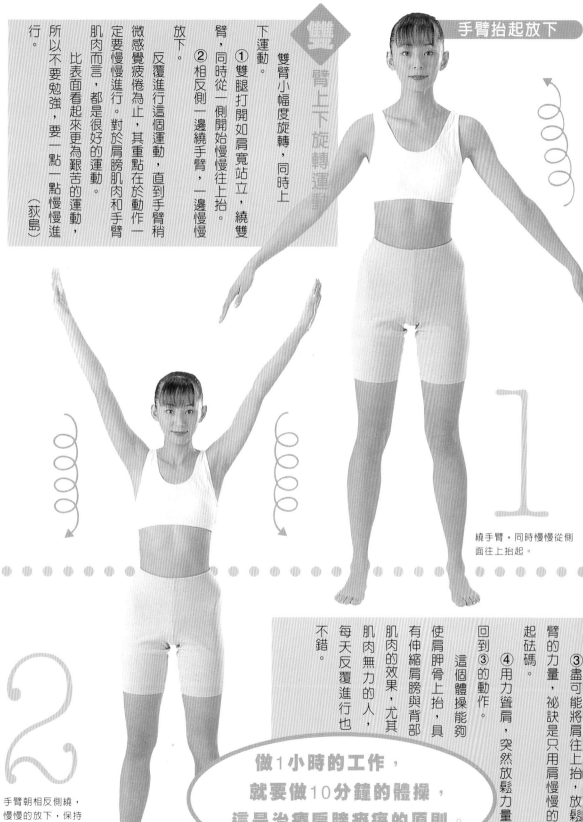

體操治療

2 緩和頸部肌肉的緊張

即使是熟悉的體操，然而各重點是否能好好的進行，將會使效果截然不同。

頸部肌肉可以說是肩膀痠痛的元凶，幾乎與所有的肩膀痠痛有關。經常坐在桌前工作或在廚房工作，頭往前傾時，無法休息，此時頸部必須支撐２kg以上的頭部，當然會造成頸部肌肉的疲勞。

工作１小時就必須放鬆肩膀力量，活動頸部肌肉，供應新鮮血液。

放鬆頸部肌肉的體操

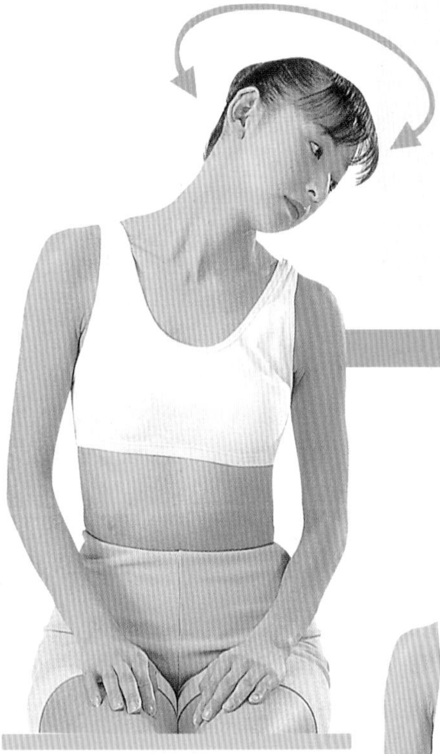
繞頸部。

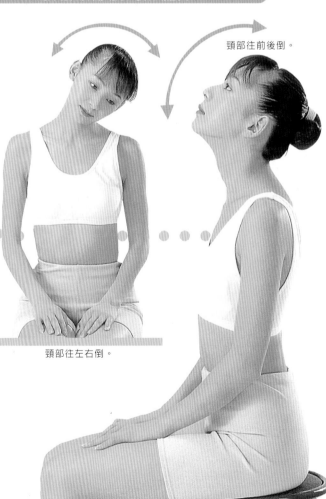

頸部往左右倒。

頸部往前後倒。

頸部運動

雖是大家熟悉的體操，但必須學會以下的動作重點。

①頸部的前後運動

頸部朝前後彎曲。往前彎曲時，下顎貼於胸部；往後時，頭與

按壓額頭體操

手輕輕用力，好像用頭按壓手似的做體操。在促進頭部肌肉血液循環的同時，也能夠使頭部肌肉產生力量，具有不易引起肩膀痠痛的效果。

①雙手交疊，貼於額頭，好像要把頭往後推似的，此時頭必須抵擋手的力量，朝前方用力。彷如抵住額頭的手和頭互推的形式。

②保持此姿勢，一邊吐氣，同時互推5秒鐘，休息2~3秒鐘，反覆進行4~5次（頸椎的前方彎曲抵抗體操）。

③交疊的手抵住枕部，進行同樣的運動。手朝前方，頭好像抵抗手的力量似的用力，吐氣5秒鐘，用力，休息2~3秒鐘（頸椎的後方伸展抵抗體操）。

④最後是頸部側面肌肉的伸展體操。用右手好像要將頭往左倒似的用力，一邊吐氣，同時頭朝右邊用力，用力5秒鐘，休息2~3秒鐘。左右交互進行4~5次（頸椎的側屈抵抗體操）。

反覆做這個體操，能夠給予頸部肌肉緊張與放鬆，彷如唧筒似的壓出血液，能夠促進肩膀血液循環，治療肩膀痠痛，尤其對於揮鞭式損傷症的後遺症十分有效。

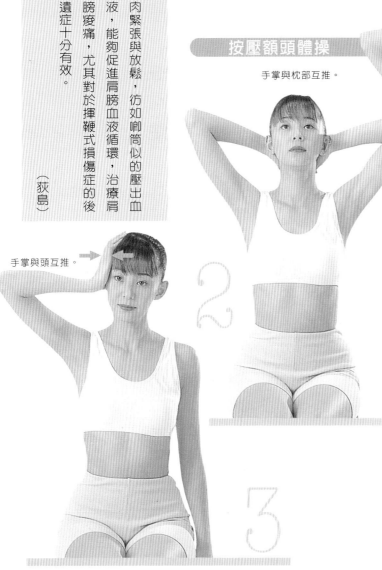

（荻島）

按壓額頭體操

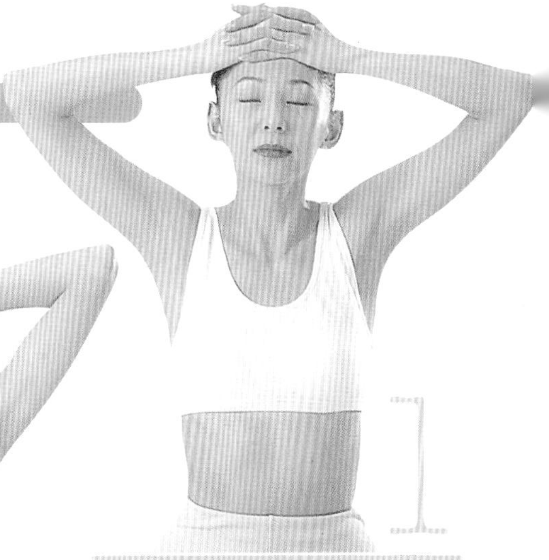
1

手掌與額頭互推。

2

手掌與枕部互推。

3

手掌與頭互推。

手抵住頭的側面，用頭推回。

②頸部的側面運動

頭部朝左右倒，盡量伸展頸部側面肌肉。

③繞頸部運動

彷彿用頭畫大圓似的繞頸部，右邊繞一次，再從左邊繞。

以上是一套運動，從①至③持續進行。

放鬆背部與胸部的肌肉

在日常生活中，很少伸展到背部肌肉，而維持肌肉收縮狀態，會引起瘀血，這也是導致肩膀痠痛或背部痠痛的原因。

一天最少做1次體操，充分伸展背部肌肉。

正確進行體操，就會發生肌肉與關節緊張。

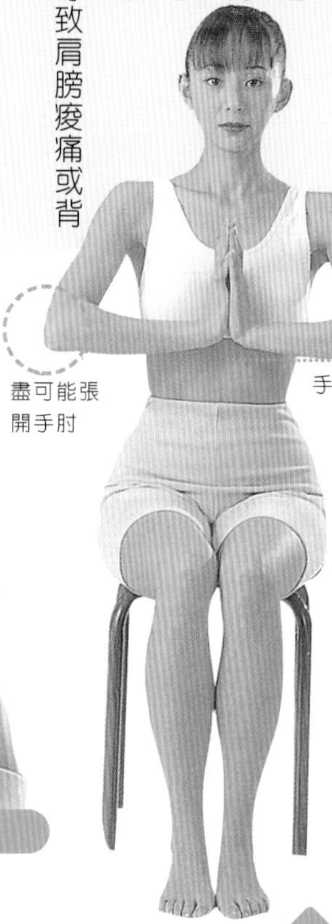

1

兩手肘朝左右張開，手掌於胸前貼合。

手臂保持水平

盡可能張開手肘

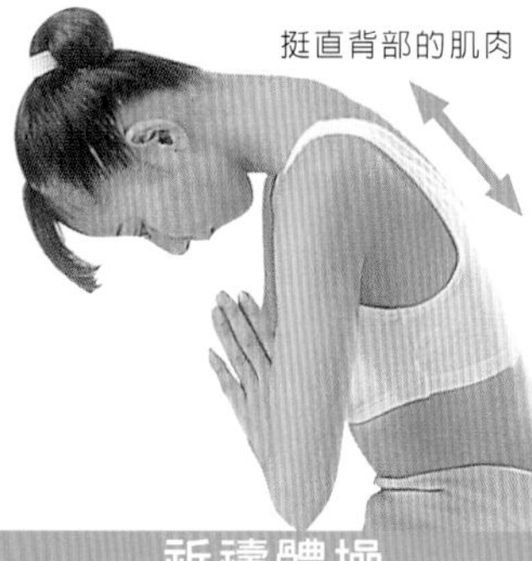

2

手掌用力，背部拱起。

挺直背部的肌肉

祈禱體操

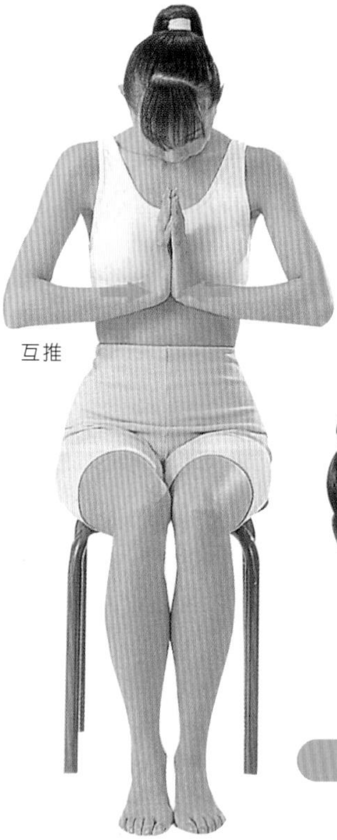

背部拱起，頸部往前倒。

互推

祈禱體操

不光是背部肌肉，也具有伸展手臂和手腕肌肉的效果。

①坐在椅子上，背肌挺直，腳底貼於地面。

②雙手合十，擺在胸前，手肘盡可能朝左右張開，左右手臂伸直。

③慢慢吐氣，背部盡量拱成圓形，貼合的雙手用力。

腰不要彎曲，貼合的手稍微離開胸前，盡可能收下顎，背部挺直。

④用力5秒鐘，休息2~3秒鐘。

反覆進行4~5次，背部無法伸展的人，做這個動作會發現，背部有點疼痛，肌肉發脹。

聳肩、挺胸、縮胸體操

這是讓胸、頸部、肩、手臂肌肉交互緊張與放鬆的體操，幾乎與肩膀痠痛有關的肌肉全都使用了，所以能促進血液循環，最適合用來防止肩膀痠痛的復發。只要想到，隨時隨地都可以做，因此務必要記住一連串的動作。

①坐在椅子上，手臂放鬆力量，貼於兩側。

②慢慢吸氣，肩膀用力收縮，同時收縮頸部。如同烏龜一般，頸部埋在肩膀似的，但是手臂不可以用力，重點是用肩膀將手臂往上抬。

③慢慢吐氣，肩膀盡可能放下，好像將頸部往上抬似的，伸直頸部。

④回到背肌挺直的姿勢。

⑤用力吸氣，雙臂拉向後面，下顎往上抬，挺胸，就會發現肩關節非常緊張。

⑥背肌挺直後，慢慢吐氣，拱起背部，收縮頸部。手臂朝向膝的方向伸直，同時充分伸展背部、頸部與手部的肌肉。

再回到①的動作，以上反覆進行3~4次。

（荻島）

肩與胸的體操

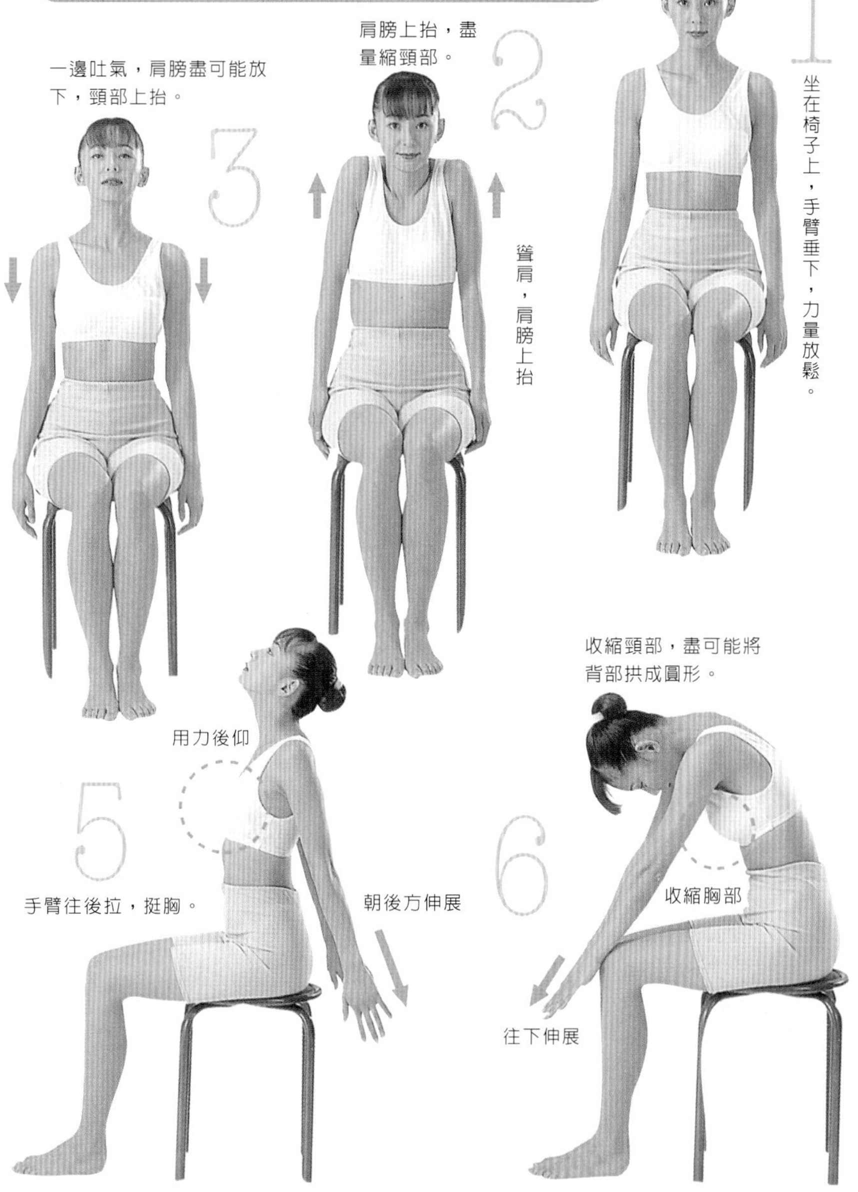

1
坐在椅子上，手臂垂下，力量放鬆。
2
肩膀上抬，盡量縮頸部。
聳肩，肩膀上抬
3
一邊吐氣，肩膀盡可能放下，頸部上抬。
5
用力後仰
手臂往後拉，挺胸。
朝後方伸展
6
收縮頸部，盡可能將背部拱成圓形。
收縮胸部
往下伸展

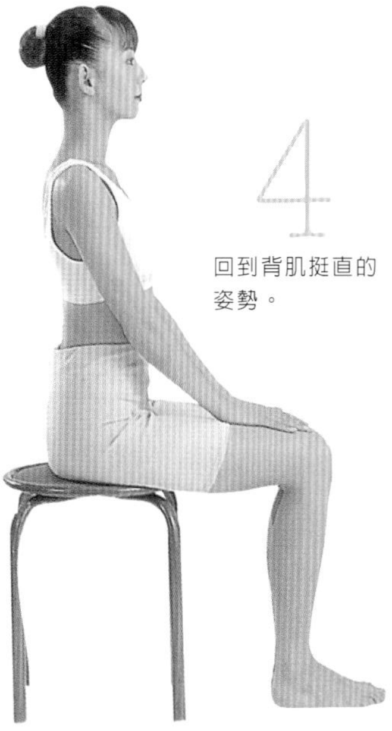

4
回到背肌挺直的姿勢。

4 伸展手臂肌肉

體操不可以利用反彈力，要慢慢的移動手臂或身體。

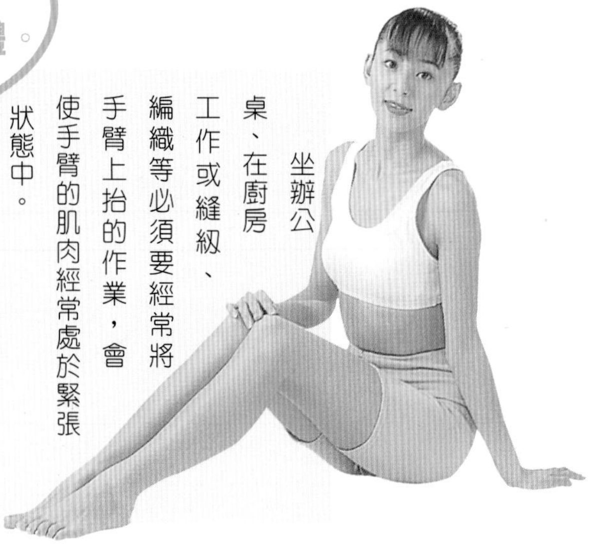

坐辦公桌、在廚房工作或縫紉、編織等必須要經常將手臂上抬的作業，會使手臂的肌肉經常處於緊張狀態中。

因此肌肉的痠痛或瘀血，會從手臂到達頸部、肩膀，製造出痠痛的原因。此時放鬆手臂肌肉的緊張及持續同樣姿勢，會感覺疲勞的背骨也一起活動，即可去除痠痛。

扭臂體操

放鬆手臂肌肉的體操。

①坐在椅子上，左手手掌朝向外側扭轉，用右手握住手腕。

②慢慢彎曲手肘，左手往上抬，右手盡可能將左手手掌朝外側扭轉。

③充分扭轉左手，直接將左手臂往上抬。

④維持扭轉手臂的狀態，慢慢將手臂放下，回到②的動作。

單側進行4～5次，雙臂都要做。平常不使用的手臂內側肌肉，藉由這個體操就能獲得充分伸展。

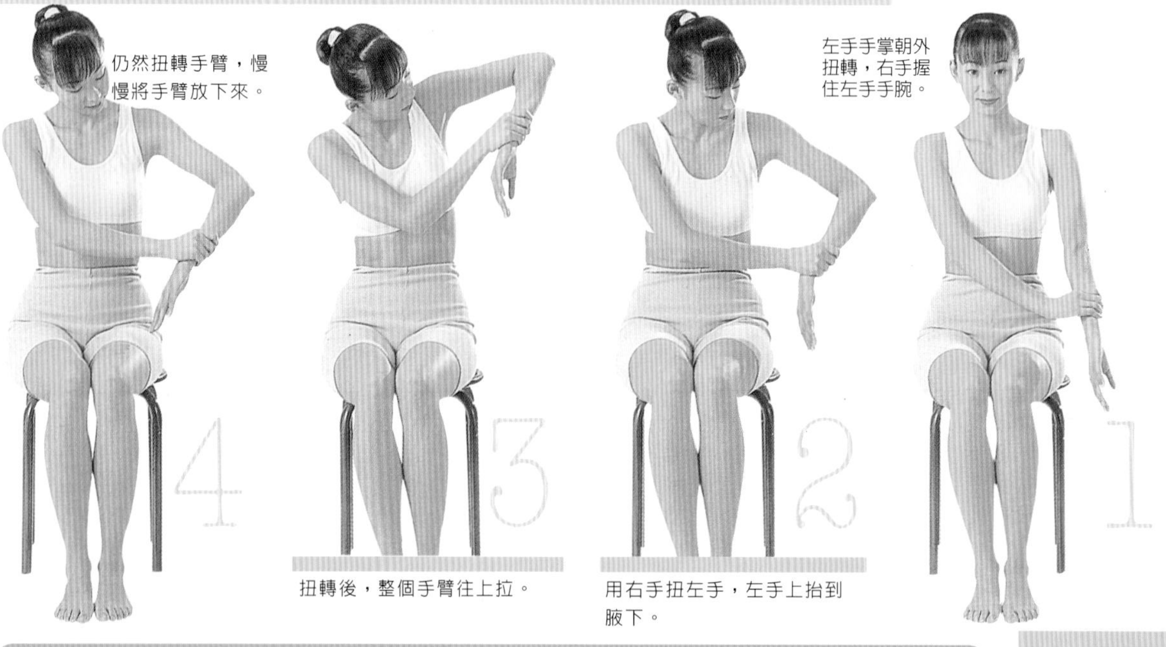

1 左手手掌朝外扭轉，右手握住左手手腕。

2 用右手扭左手，左手上抬到腋下。

3 扭轉後，整個手臂往上拉。

4 仍然扭轉手臂，慢慢將手臂放下來。

扭臂體操

伸展手肘壓迫體操

伸展手臂與肩膀肌肉的體操。

①雙手交疊，手臂水平伸向前方。

②慢慢吐氣，手臂往前伸直，頸部往前倒，拱起背部，兩手肘好像要貼在一起似的，用力伸直手臂，充分伸展肩膀肌肉，起先也許有人會感覺到鈍痛。

③伸直手臂，吐氣5秒鐘，吸氣3秒鐘，放鬆力量，放輕鬆。放鬆背部和頸部的肌肉，但是手臂仍要維持上抬的狀態。

④交疊的手翻過來，手掌朝外。

⑤保持這個姿勢，做與②、③同樣的動作。

以上反覆進行4~5次，連指尖的血液循環都非常順暢，手臂溫暖。

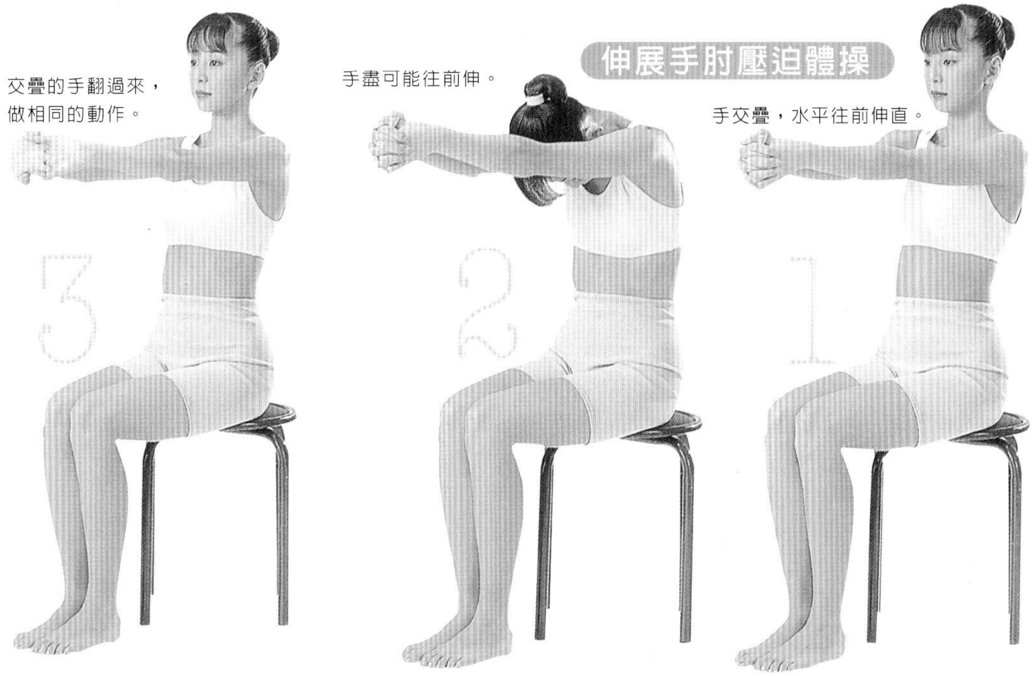

伸展手肘壓迫體操

手交疊，水平往前伸直。

手盡可能往前伸。

交疊的手翻過來，做相同的動作。

扭體體操

對於因為從事事務性工作而僵硬的背骨而言，這是扭轉後可以放鬆緊張的體操。

①手臂水平上抬到身體前方。

②保持這個姿勢，身體慢慢往左轉。身體朝左後方扭轉，並非擺盪手臂，藉著反彈力扭轉身體，其祕訣在於慢慢的扭轉。上抬的手臂不要用力，朝左扭轉後，朝右扭轉，左右交替，各進行4~5次。

（荻島）

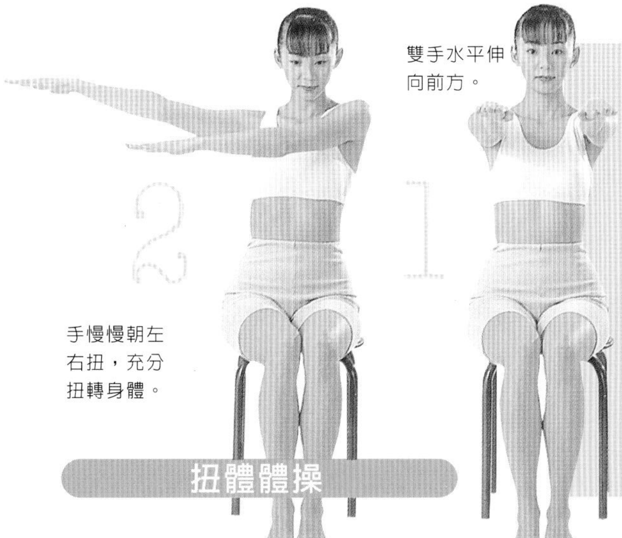

雙手水平伸向前方。

手慢慢朝左右扭，充分扭轉身體。

扭體體操

緩和肩膀痠痛的睡眠姿勢

要選擇直徑8cm，較硬的枕頭，抵住頸部的陷凹處。

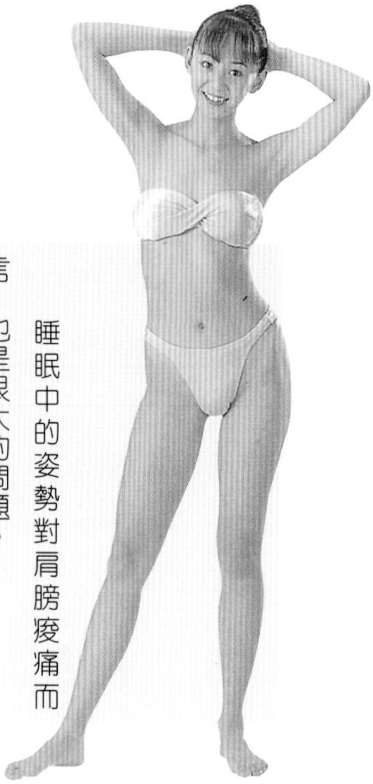

睡眠中的姿勢對肩膀痠痛而言，也是很大的問題。

我們每天睡8小時，佔一天三分之一的時間。在這期間，大約會改變姿勢20、30次。與白天相比，較容易採取相同的姿勢，但如果持續不自然的姿勢，就會造成頸部肌肉和骨骼的負擔，導致肩膀痠痛。腰骨扭曲會對腰部肌肉造成負擔，引發腰痛。肩膀痠痛和腰痛都是因為背骨的扭曲而造成的。

良好的睡姿，錯誤的睡姿

較硬的寢具

能保持背骨的生理彎曲，不會對頸部造成負擔。

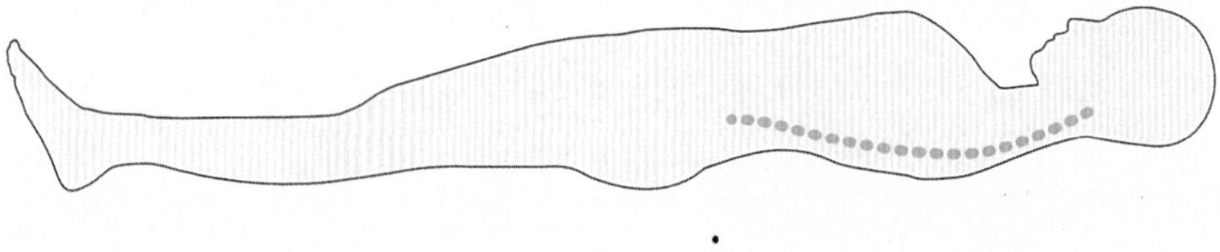

較軟的寢具

臀部與背骨下沈，頸部強烈往前傾。

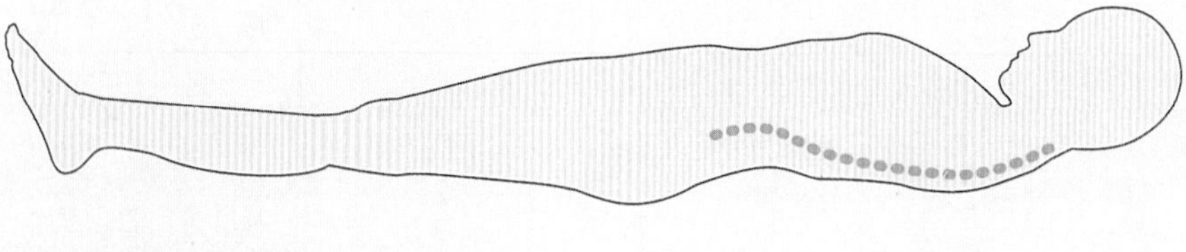

枕頭與姿勢

請看睡眠中的姿勢。

軟的寢具對身體看似溫柔，但是臀部和背部下沉成W形，頸骨強力前傾，如果是仰躺，則頸部強力往前彎曲；如果是側躺，則頸部強力朝側面彎曲，無論是哪一種姿勢，都會造成負擔，因此，頸部肌肉一整晚持續緊張狀態，早晨醒來，就會出現肌肉僵硬和痠痛的現象。腰強力後仰，也會引起腰痛。

如果睡較硬的寢具，保持背骨的生理彎曲，對於頸部和腰部便不會造成負擔。

除了寢具外，枕頭也是造成肩膀痠痛的原因。旅行途中睡不安穩，就是因為處於不習慣的環境。枕頭的形狀也是原因之一。

如左下圖所示，拿掉枕頭睡覺，頸部往後仰，對頸部會造成極大的負擔，但是大的枕頭也不好。最近歐美式的大枕頭非常流行，可是有肩膀痠痛症狀的人，不適合使用這種大枕頭。

對頸部而言，最自然的就是仰躺，頸骨呈輕微山形彎曲的姿勢。只要能維持這個姿勢，就不會引起肩膀痠痛。

大枕頭不好的理由是深深抵住頸部，使彎曲消失，與柔軟的寢具相同，會使頸部會往前傾，如果枕頭過高，前傾的傾向就更強。

對頸部而言，最好的就是準備直徑8cm的枕頭，沿著頸部的彎曲，抵住其陷凹處，這點十分重要。

如果沒有適當硬度的枕部，可以用浴巾包住啤酒瓶，自己做枕頭。

（荻島）

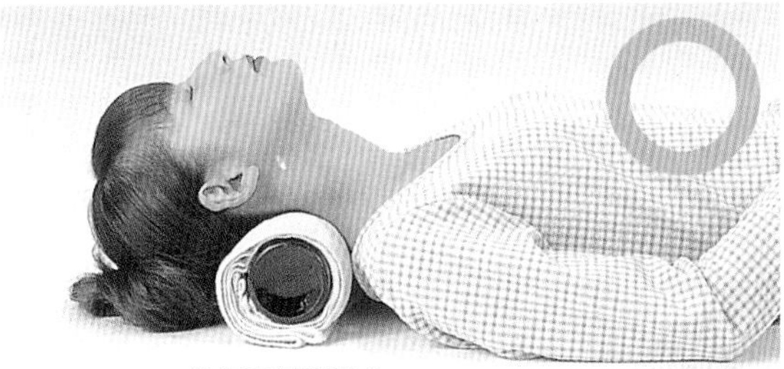

抵住頸部陷凹處

好的枕頭能夠保持頸部的生理彎曲。

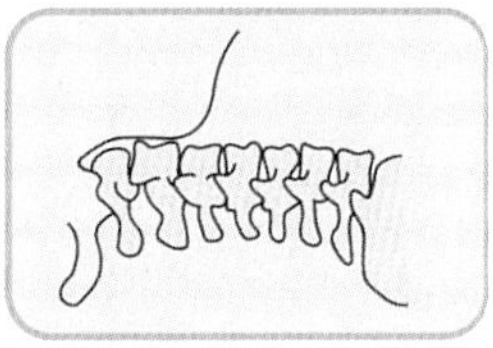

良好枕頭的作法

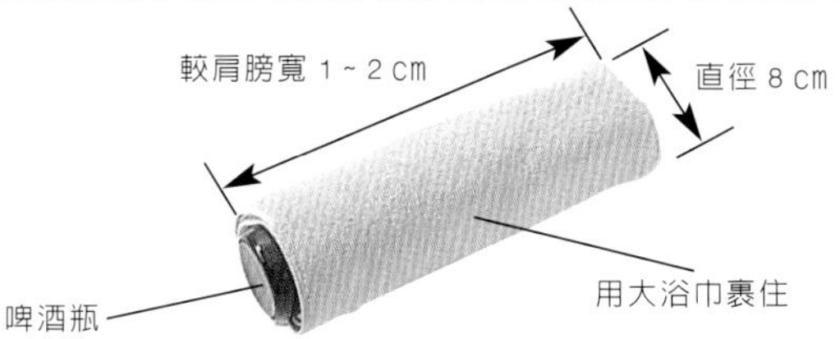

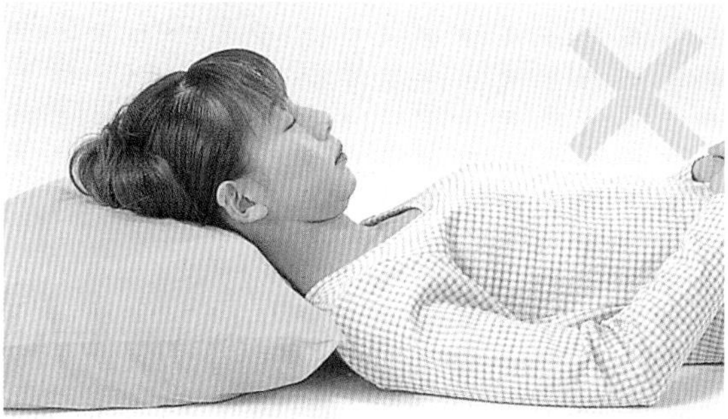

太大或太高的枕頭，會使頸骨的生理彎曲消失，造成前傾。

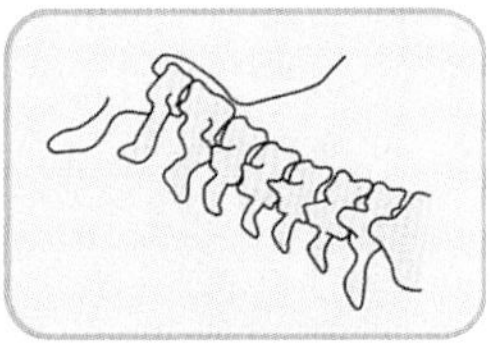

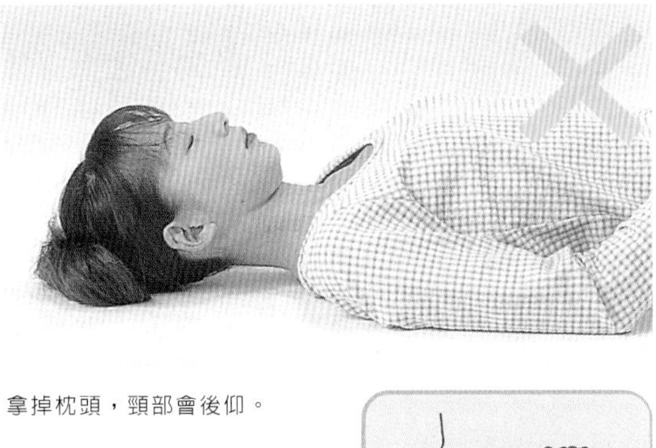

拿掉枕頭，頸部會後仰。

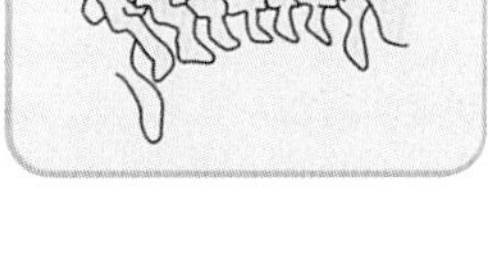

駕駛應格外注意的事項

吐氣的同時，伸直的手臂、頸部、肩膀用力，一口氣放鬆力量。

有的人宣稱自己是容易肩膀痠痛的體質，可是肩膀痠痛一般都是因為平常的姿勢不良所造成的，只要特別注意，就能夠預防。

例如，女性為了能以筆直站立的姿勢展現，因此，如果廚房流理台太低，就要墊高。若是不能做到，可以製作專用椅，以坐姿工作。

清掃時，可以延伸吸塵器的管子，盡量挺起上身。倘若可以每天做體操，就可以減輕肩膀痠痛。

男性必須格外注意的是駕駛時的姿勢，長距離開車或塞車，坐在車上的時間就會非常長。駕車時，精神會集中在眼睛，而且必須抬著沉重的手臂，操作方向盤，當然是對於肩膀負擔較沉重的作業。

為了防止肩膀痠痛，首先要以正確的姿勢駕駛。

駕駛會將駕駛座、椅子放倒些，呈身體半倒的姿勢，如此會對肩膀、背骨造成負擔。一定要挺起上身，盡

在駕駛座上可以進行的體操

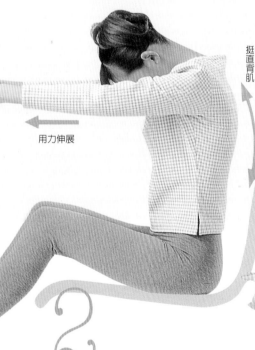

吐氣的同時，伸直手臂，收縮頸部，然後放鬆。

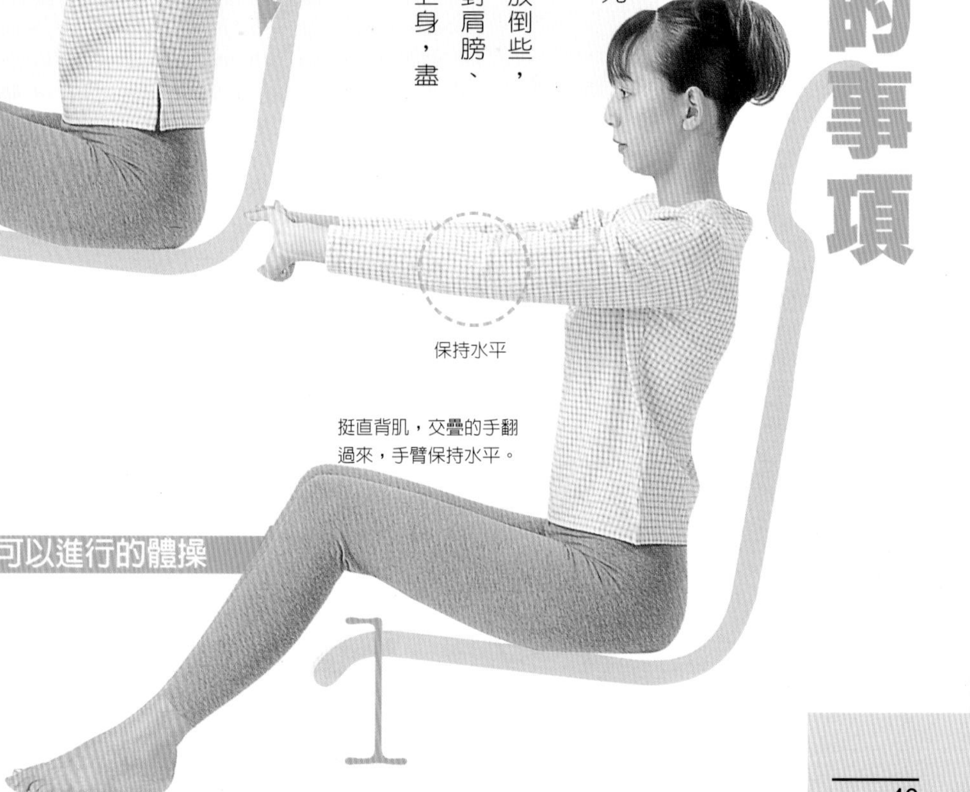

挺直背肌，交疊的手翻過來，手臂保持水平。

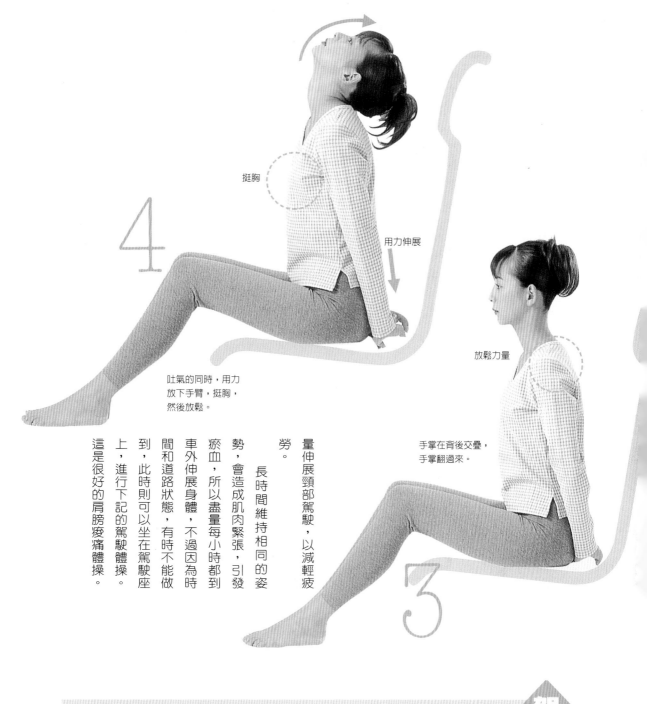

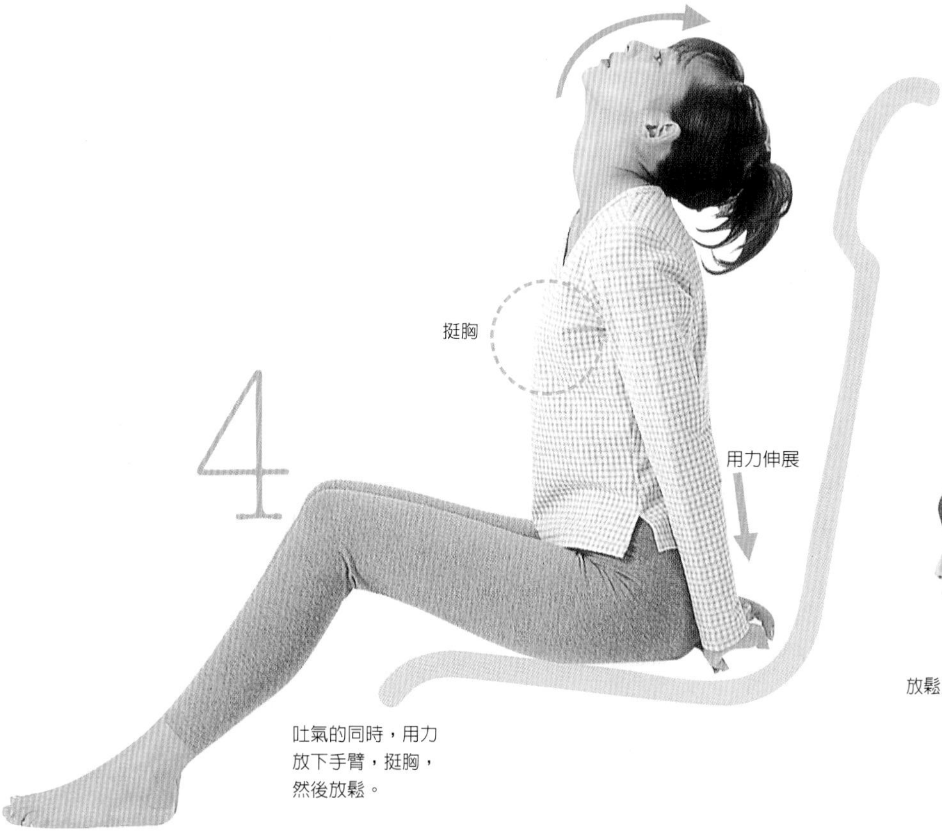

4

用力伸展

手掌在背後交疊，
手掌翻過來。

量伸展頸部駕駛，以減輕疲勞。

長時間維持相同的姿勢，會造成肌肉緊張，引發瘀血，所以盡量每小時都到車外伸展身體，不過因為時間和道路狀態，有時不能做到，此時則可以坐在駕駛座上，進行下記的駕駛體操。這是很好的肩膀痠痛體操。

駕駛體操

①雙手交疊，手掌朝外，水平伸向前方。

②一邊吐氣，交疊的手盡量往前伸展，收縮頸部。頸部、肩膀、手臂肌肉用力，吐氣5秒鐘。

③吐完氣，放鬆力量，全身放輕鬆。

這個動作反覆做2～3次。在身體後側，如果能做同樣的動作，也有效果。

④交疊的手在臀部後方翻過來，吐氣的同時，用力挺胸。

此時肌肉緊張，血液循環會暫時停止。之後突然放鬆力量，血液會順利流動，可以將因疲勞而積存的不必要物質帶走。

放下手臂，挺胸，
然後放鬆。

（荻島）

易引起肩膀痠痛及不易引起肩膀痠痛的姿勢

從正側面看時的正確姿勢

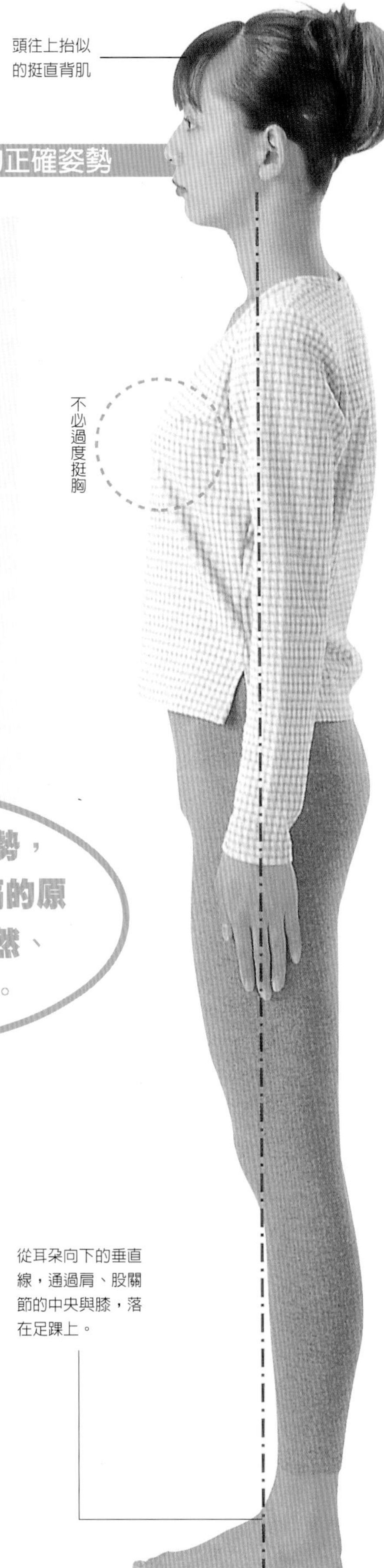
頭往上抬似的挺直背肌
不必過度挺胸
從耳朵向下的垂直線，通過肩、股關節的中央與膝，落在足踝上。

欲防止肩膀痠痛，最基本的就是保持正確的姿勢。

肩膀痠痛與腰痛是依靠兩隻腳站立的人類原本就具有的宿命。昔日從四隻腳進化為兩隻腳時，雖然獲得了文化的「美譽」，但是頭部卻必須支撐沈重的頭部和手臂。腰部成為活動上半身的中樞，這是必須付出的代價。

為了因應這種作用的變化，背骨彎曲成S形，以保持身體的平衡。此平衡非常微妙，會因為一點小事而產生紊亂，對頭部和腰部造成部分的負擔，成為肩膀痠痛或腰痛的原因。

挺胸「立正」的姿勢，反而會成為肩膀痠痛的原因，應該要採取自然、不會疲倦的姿勢。

保持良好姿勢的方法

一般人可能會認為良好的姿勢就是抬頭挺胸，事實上，這是錯誤的。用力挺胸，導致背部後仰過度，反而會引發腰部和肩膀痠痛。

良好的姿勢是自然、不疲倦，能夠維持背骨彎曲的姿勢，所以必須符合以

從後方看時的正確姿勢

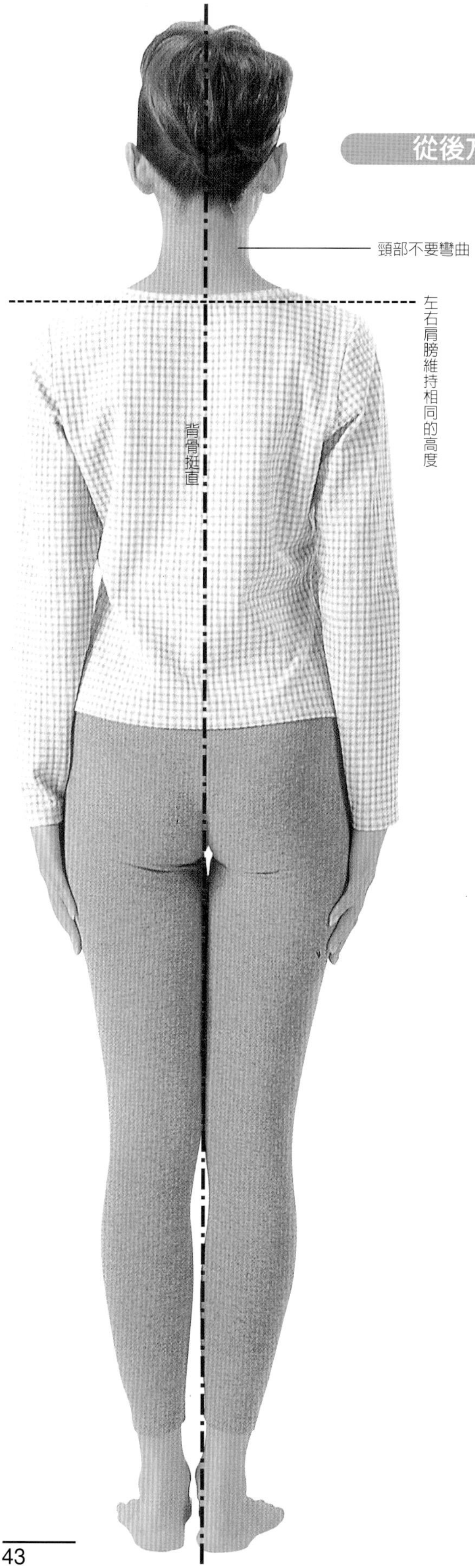
頸部不要彎曲
左右肩膀維持相同的高度
背骨挺直

椅子的正確坐法

日常生活中，經常有機會坐在椅子上工作，坐姿對肩膀痠痛影響甚大。

①椅子的選法

墊子較硬，有扶手，靠背是直的，沒有任何彎曲弧度的椅子較佳。坐下來時，大腿能夠保持水平，腳落在垂直線的稍前方，腳底與地面緊密貼合，則該墊子的高度較適當。

②坐姿

靠在靠背上會駝背，因此，不要依賴靠背。

膝的內側距椅墊4指寬，稍微向前方坐。手臂下垂時，由於重量會加諸在肩膀上，所以手臂必須稍微打開，置於扶手上。

保持此姿勢，放本書在頭上進行訓練時，就可以學會背肌挺直的良好姿勢。

下條件。

①從耳朵往下畫線，通過肩、股關節的中央、膝，落在足踝上。

②從側面看，身體呈S形的弧線。

③收下顎，挺直背肌。

④左右肩膀維持相同高度，頸部垂直。

⑤從後方看，背骨挺直，直到股關節。

利用鏡子，檢查以上幾點，用身體記住良好的姿勢。

（荻島）

不會引起肩膀痠痛的走路姿勢及鞋子的選擇法

與歐美相比，鞋子的歷史比較短，因此，國人的走路方式與鞋子的選擇方式不是很好。背骨與腳部具有很密切的關係，如果不知道腳的處理方式，對背骨會造成很大的影響。

鞋子的檢查重點①

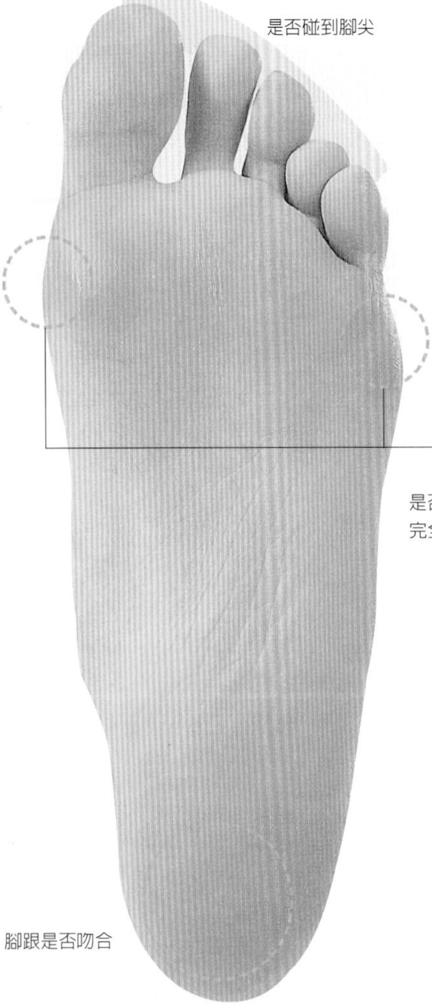
是否碰到腳尖
是否與腳趾根部完全貼合
腳跟是否吻合

正確走路方式

從腳尖開始往上踢似的伸出腳
腳跟先著地

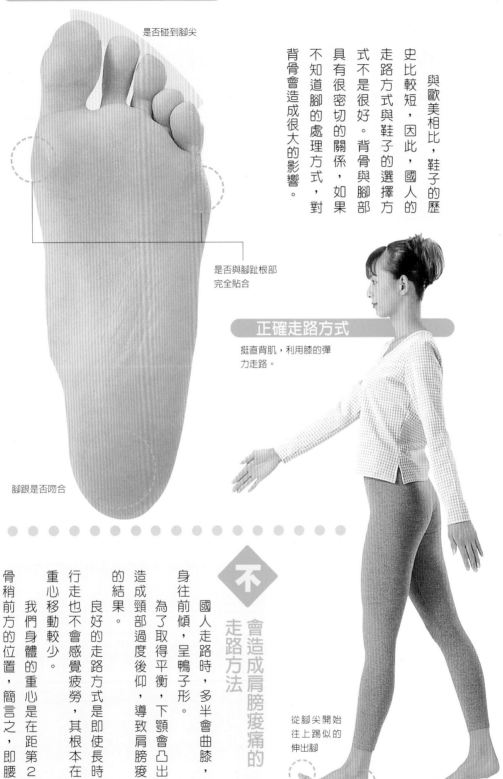

挺直背肌，利用膝的彈力走路。

不會造成肩膀痠痛的走路方法

國人走路時，多半會曲膝，上身往前傾，呈鴨子形。

為了取得平衡，下顎會凸出，造成頸部過度後仰，導致肩膀痠痛的結果。

良好的走路方式是即使長時間行走也不會感覺疲勞，其根本在於重心移動較少。

我們身體的重心是在距第2骶骨稍前方的位置，簡言之，即腰部

選擇與腳跟和拇趾根部、小趾根部吻合，具有彈性的好鞋子。

光穿鞋子就會磨破腳，即可知道走路是非常痛苦的事情。走路方式或姿勢不良，都會引發肩膀痠痛、背骨歪斜。

選擇鞋子時，要很有耐心的尋找適合自己腳的大小，因此，要格外注意以下幾點。

①自己腳跟的弧度與鞋子的弧度是否一致。每個人腳跟的形狀皆不相同。如果找到腳跟與鞋子弧度相合的，即使是新鞋，也不會磨破腳。

②腳底的弧度與鞋底的弧度是否完全貼合。

③腳拇趾根部的凸出骨，與小趾根部，是否和鞋子一致。過緊或過鬆都不好。

④腳趾或腳背是否被鞋子壓迫。

⑤手持鞋子，彷彿走路似的彎曲鞋子，如果鞋子能夠反彈回來就合格了。如此即可支撐腳的動作，減輕疲勞。

若是考慮到通氣性和柔軟性，以皮革的材質最好。

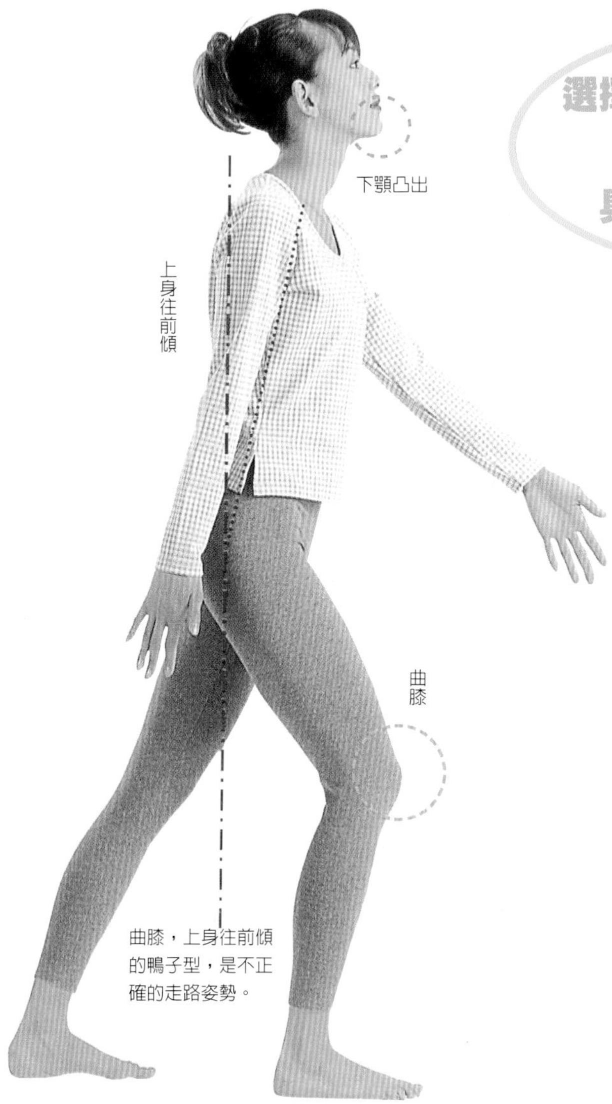
下顎凸出
上身往前傾
曲膝

曲膝，上身往前傾的鴨子型，是不正確的走路姿勢。

錯誤的走路方法

稍下方。觀察很會走路的人的動作，其重心移動僅止於直徑5㎝的範圍內。

大家走路時應該挺直背肌，利用膝的彈力，盡量不要搖晃身體。足從腳尖先往上提，腳跟再著地。

只要是容易走的步幅就沒問題了，不過以1分鐘120步較為適當。太快或太慢都是造成疲勞的原因。可以照鏡子或看錄影帶，找出自己走路的不良姿勢，以改善矯正。

（荻島）

鞋子的檢查重點②

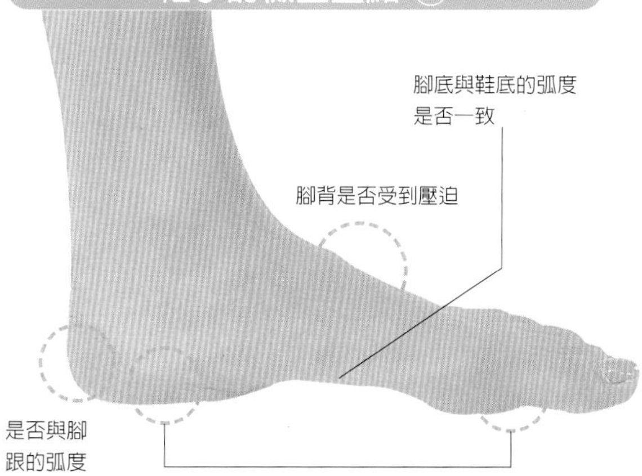
腳底與鞋底的弧度
是否一致
腳背是否受到壓迫
是否與腳
跟的弧度
完全吻合
拿起鞋子的這個部分，做彎曲狀，看看
是否有彈性

提高效用的市售藥使用法

很多人會因肩膀痠痛或腰痛而使用濕布藥，而濕布藥有其配合用途的使用法，必須格外注意以下幾點。

①了解濕布藥的個別使用法

濕布藥的錯誤用法，最常見的就是將溫濕布與冷濕布混淆。一般人認為濕布藥都一樣，其實濕布藥分為溫濕布和冷濕布，效果和目的皆不同。

溫濕布能夠刺激血管，促進血液循環。冷濕布則反而能夠冷卻患部，鎮靜發炎症狀。因此，冷濕布在發生五十肩等疼痛時，可用來抑制發炎症狀。如果是普通肩膀痠痛或五十肩的慢性期，便需要促進血液循環、去除瘀血的溫濕布。

但事實上，如果冷濕布用於肩

肩膀疼痛——市售藥的選擇方法

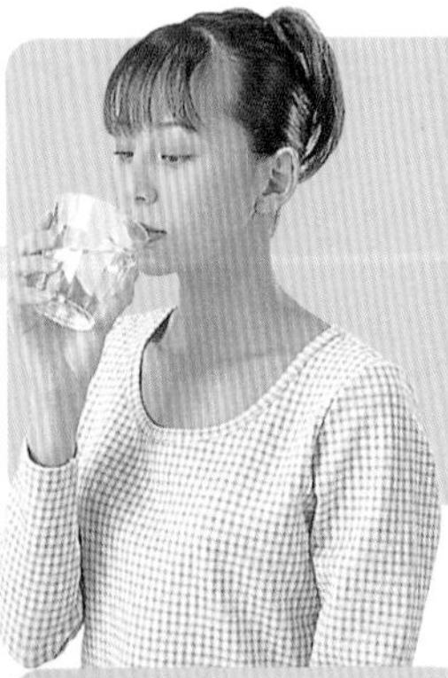

產生劇痛，手臂無法動彈。夜晚無法成眠。

鎮痛鎮靜劑

可以集中利用鎮痛鎮靜劑2~3天，以去除當前的疼痛。

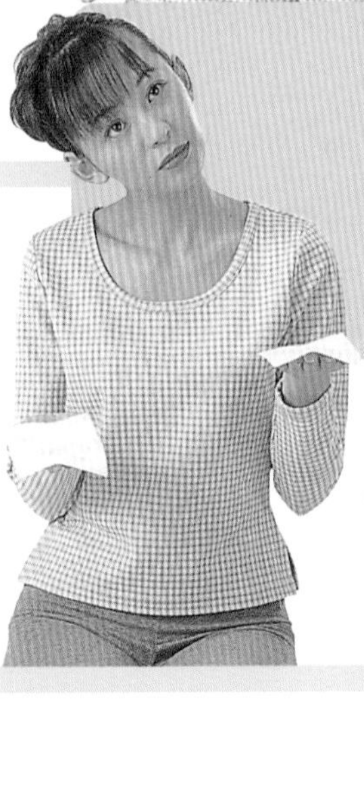

肩膀發燙。浮腫。紅腫。

冷濕布

冷卻患部，去除當前的發炎症狀。過了2~3天，發炎症狀消除後，即可

產生慢性肩膀痠痛、肩膀沉重及倦怠感。

溫濕布

藉由藥的刺激，擴張血管，去除造成肩膀痠痛的瘀血。

慢性的肩膀痠痛用溫濕布，急性期的炎症用冷濕布，要注意區別使用。

膀痠痛，反而會使血液循環惡化，發生此狀況的人不少。溫濕布和冷濕布的區分使用法，絕對不要混淆。

②必須進行貼上測試

貼濕布藥前，必須注意其對於皮膚的刺激性。因貼藥出現斑疹或水泡、濕疹，而到醫院就診的人相當多。在貼於患部前，應該將貼藥剪成小塊，貼在不明顯處，如手腕或耳後側等，貼一天，測試是否會出現斑疹。

濕布藥的種類改變，含有的藥物也會改變，每次都要進行測試。皮膚較弱的人，不要直接使用，可以先貼紗布，再貼上濕布藥。

濕布藥的效果通常只能維持半日，勿貼2或3天。

③濕布藥何時貼較有效

其次，建議各位提高濕布藥效果的方法，即在泡澡後貼濕布藥。泡澡後，毛細孔會張開，濕布藥的效果便會深入皮膚，可是洗完澡，汗腺也會擴張，濕布藥會被汗打濕，容易脫落，待汗不流時，再貼濕布藥。

④鎮痛鎮靜劑的使用法

除了濕布藥外，經常會用到的藥即鎮痛鎮靜劑，即所謂的止痛藥。這並非治療肩膀痠痛的藥物，而是輔助治療的藥物罷了。痛到無法成眠或因疼痛而無法活動肩膀等疼痛強烈時，在2~3日內，可以服用鎮痛劑，接著則是藉運動治療，去除肩膀痠痛。

（荻島）

市售藥上會標示溫濕布或冷濕布。溫濕布大多含有辣椒，具有斑疹體質者，務必格外注意。皮膚較弱者，先貼紗布，再貼上濕布藥。

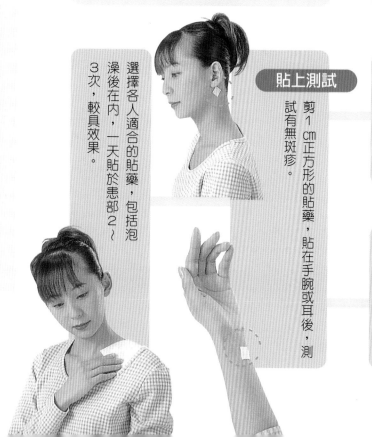

貼上測試

剪1㎝正方形的貼藥，貼在手腕或耳後，測試有無斑疹。

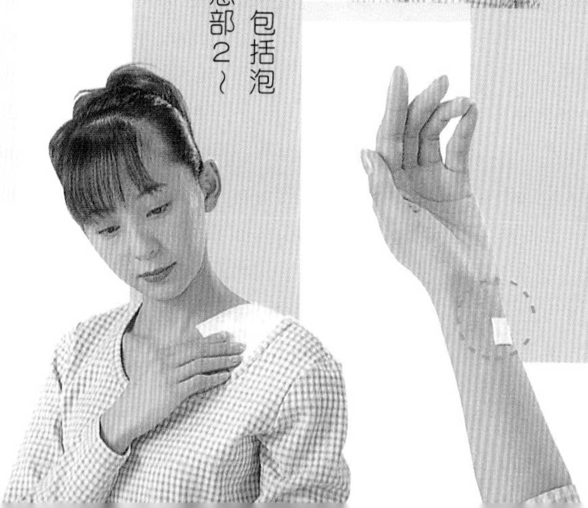

選擇各人適合的貼藥，包括泡澡後在內，一天貼於患部2～3次，較具效果。

五十肩治療

1 首先冷敷患部

肩關節每天究竟活動至何種程度，能夠讓你感同身受的，即是在罹患五十肩時。

五十肩或四十肩的名稱，並非特定的病名，而是表示因為某種原因，肩膀活動受限制的狀態。肩關節由許多關節組成，受圍繞關節的肌肉覆蓋。任何一處出現異常時，都會限制肩膀的活動。罹患五十肩的機率較高。發生五十肩的症狀，會令人感覺自己的年紀已經大了，因為此疾病多半是四十、五十歲的人容易罹患的。

症狀通常會在某日突然發生，手伸到架上或扭轉身體，做平常不易做的動作時，會突然產生疼痛感。肩膀疼痛，無法脫毛衣，無法拉背後的拉鏈，造成日常生活各種的不便。

所幸如果五十肩症狀輕微，放任

冷刺激的方法

冰棒抵住疼痛處，如畫小圓似的冷敷。

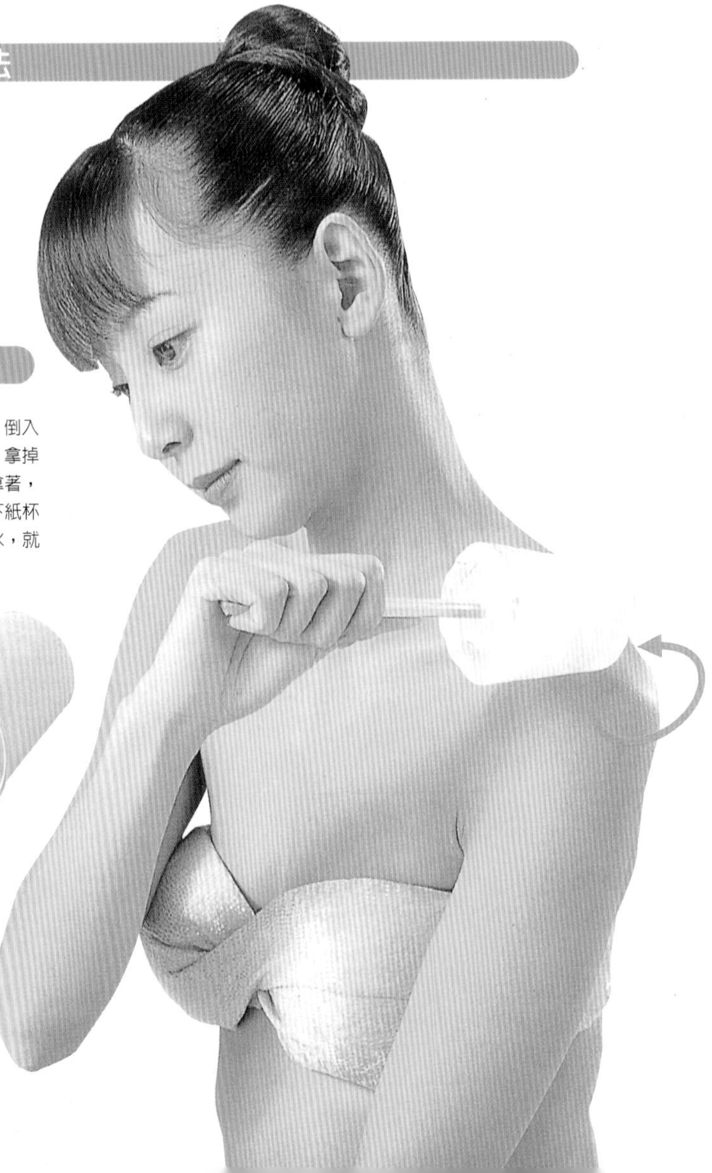

冰棒的作法 ①

紙杯中插根竹筷子，倒入水，冷凍。冷凍後，拿掉紙杯，持冰棒似的拿著，冷敷患部。無法取下紙杯時，淋上少許的熱水，就很容易取下。

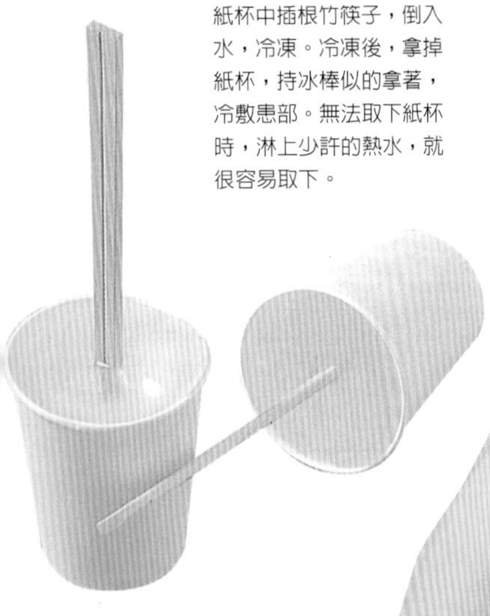

在產生疼痛的2～3天內，要保持肩膀的安靜，利用冰袋冷敷患部。

不管，1~2年內會自然好轉，可是千萬不可過度依賴自然治癒。倘若不善加處理，原本可以治癒的五十肩，可能會因為太相信自然治癒的力量，則三分之一會轉變成慢性病。如此便很難治療了。

是否能使五十肩迅速復原，在家中，初期時的治療方式十分重要。

肩膀感覺疼痛時，首先應該怎麼辦呢？結論是先冷敷患部。五十肩的急性期，疼痛劇烈，有時會因此無法入眠。因為肩關節發炎，所以肩膀根部腫脹，有發燙感。

於該階段，必須消除疼痛，如平常肩膀痠痛一般，溫熱患部或勉強運動，反而會使其發炎症狀擴散或惡化。急性期必須保持肩膀的安靜，冷敷患部，以緩和發炎症狀，這是很重要的。

冰袋的作法 ②

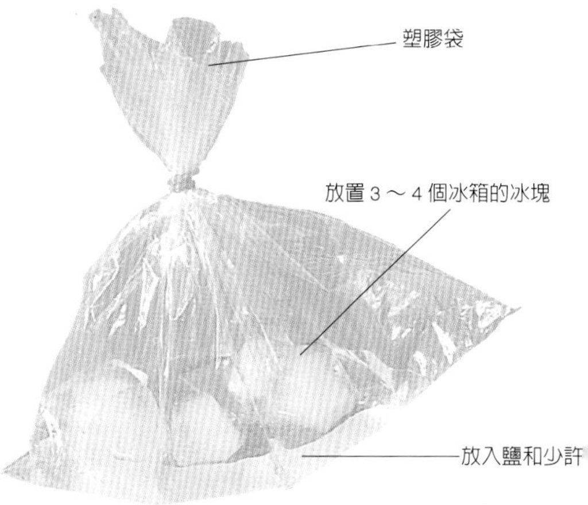
塑膠袋
放置3～4個冰箱的冰塊
放入鹽和少許

五十肩疼痛容易出現的部位

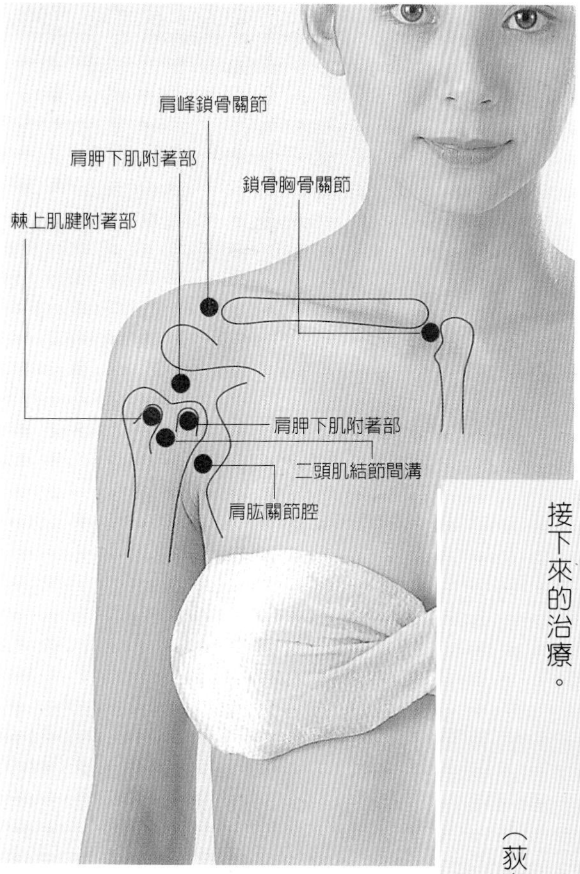
肩峰鎖骨關節
肩胛下肌附著部
鎖骨胸骨關節
棘上肌腱附著部
肩胛下肌附著部
二頭肌結節間溝
肩肱關節腔

五 十肩的冷敷法

塑膠袋內放置冰箱裡的冰塊和冰水、少量的鹽，製成冰袋。

利用冷凍庫在紙杯中插1根竹筷子冷凍，做成冰棒般的冷凍棒使用。

抵住疼痛處，如畫小圓似的移動，持續冷敷10~20分鐘。冷刺激會傳達到肩膀內部，抑制發炎症狀，疼痛即能獲得緩和。不過冷敷僅止於2~3天內，接著進行接下來的治療。

（荻島）

按摩治療

五十肩的按摩必須避開疼痛部位，以其周圍為主進行。

急性期時必須保持安靜，藉著冷刺激，抑制發炎症狀，這點十分重要。在此期間，疼痛僅止於發作後2~3日內。

接著必須盡快活動肩膀。

不能因為疼痛而持續進行冷刺激或保持安靜，如此會使關節變得僵硬。五十肩會變成慢性化，就是因為過度保護肩膀的結果，導致關節僵硬所造成的。

2~3日後，雖然關節的疼痛已經緩和，但是肩膀疼痛仍會持續出現。突然進行肩膀痠痛體操，或如平常般的活動肩膀，恐怕辦不到。必須慢慢的促進血液循環，一邊開始活動肩膀的練習。

最好的方法是先進行按摩。

五 十肩的按摩

從手腕朝肩膀送回血液似的，先做手腕的按摩。用相反側的手握住手腕。握住、放開，反覆此動作，朝肩膀的方向前進。

背部和肩膀可以請他人為自己按摩。背部是從腰部朝肩膀，使勁抓肌肉似的按摩。肩膀則是手掌用力，進行按摩（詳情參照第七頁）。

與肩膀痠痛的相異點是，要避開疼痛強烈的部分按摩。直接刺激疼痛的部位，不只會感到疼痛，還會引起發炎。只要以其周圍為主，進行按摩即可。

手臂的按摩結束後，一併活動肩膀更有效。

用相反側的手握住疼痛側的手臂，慢慢的上下活動肩膀，反覆2~3次，握住

肩膀的上下運動

為忍受較少的疼痛，在容許的範圍內，將肩膀上抬。
抓住手臂，手臂上下活動

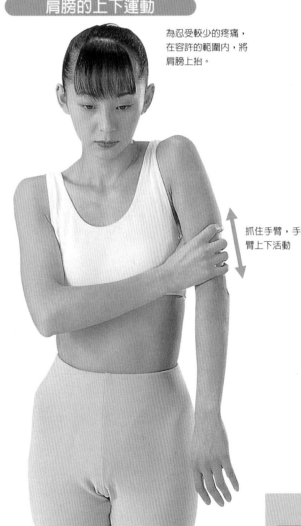

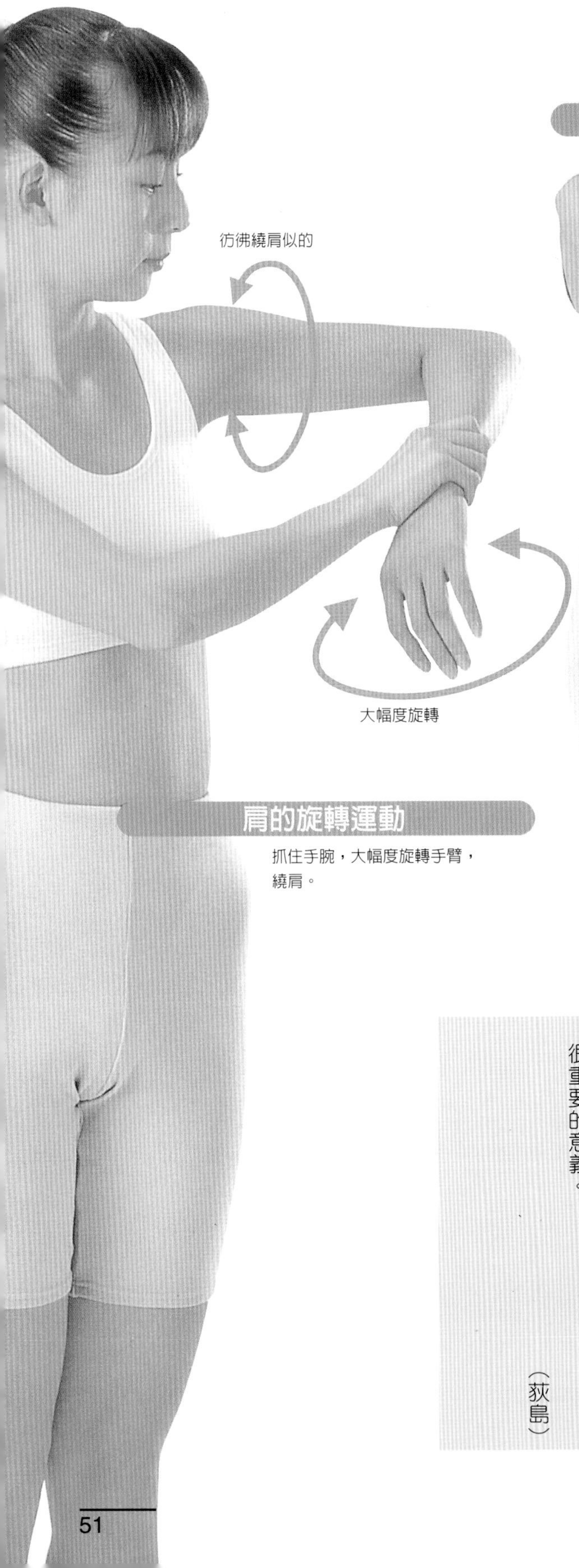

肩的旋轉運動

抓住手腕，大幅度旋轉手臂，繞肩。

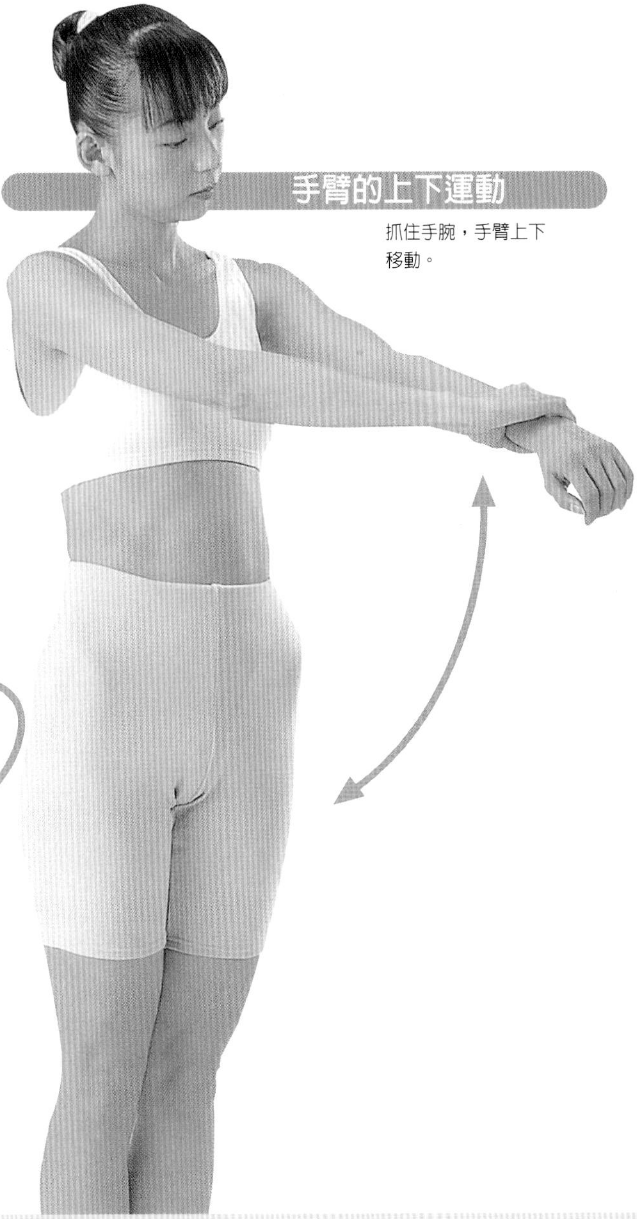

手臂的上下運動

抓住手腕，手臂上下移動。

手腕，做手臂的上下及旋轉運動。靠自己的力量活動肩膀很痛苦，但藉由另一隻手的力量作為輔助，即能減輕痛苦。此外，按摩可以促進肩膀的血液循環，使肩膀容易活動。

無論任何運動，最後的祕訣都是要慢慢的盡量大幅度活動肩膀。

按摩或肩膀運動不僅止於疼痛側，另一側的肩膀也要進行。因為如果單側產生五十肩的症狀，相反側也會有出現的危險性。為了防止其發生，按摩具有很重要的意義。

（荻島）

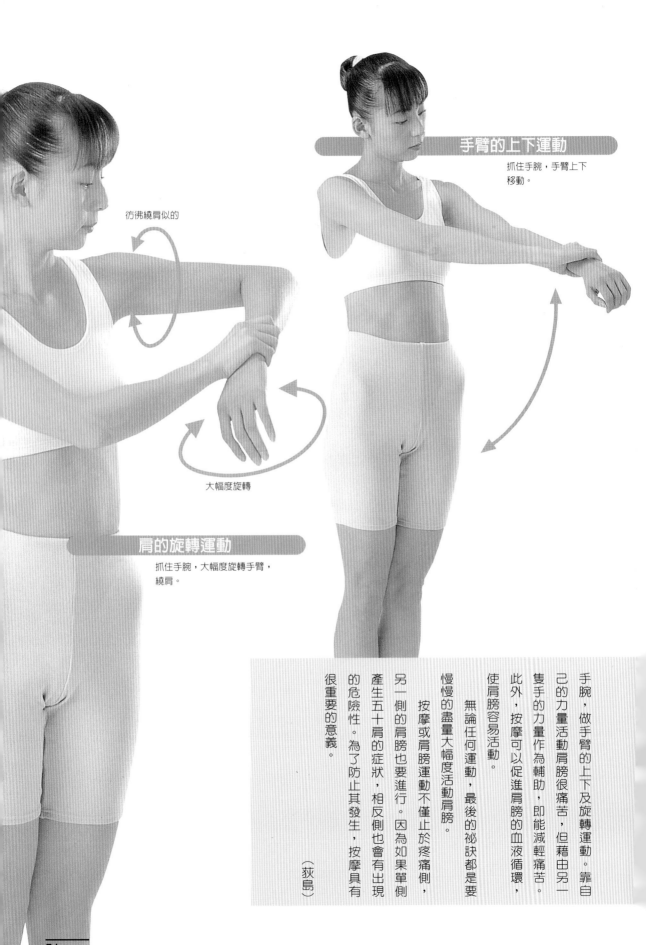

五十肩治療

一邊按壓，一邊活動手臂，選擇疼痛的手臂，進行指壓。

穴道指壓能夠緩和五十肩急性期的疼痛，在開始活動肩膀前進行更有效。

活動肩膀較有助益，可是一旦疼痛發作，就會懶得動。指壓能夠停止五十肩的疼痛，而且具有擴大肩膀活動範圍的效果。一邊進行穴道指壓，一邊活動手臂，能促進運動效果，盡快治療五十肩。

對五十肩有效的穴道有幾個，在活動肩膀時，選擇疼痛穴道及其附近的穴道，各處指壓10次。

前側穴道

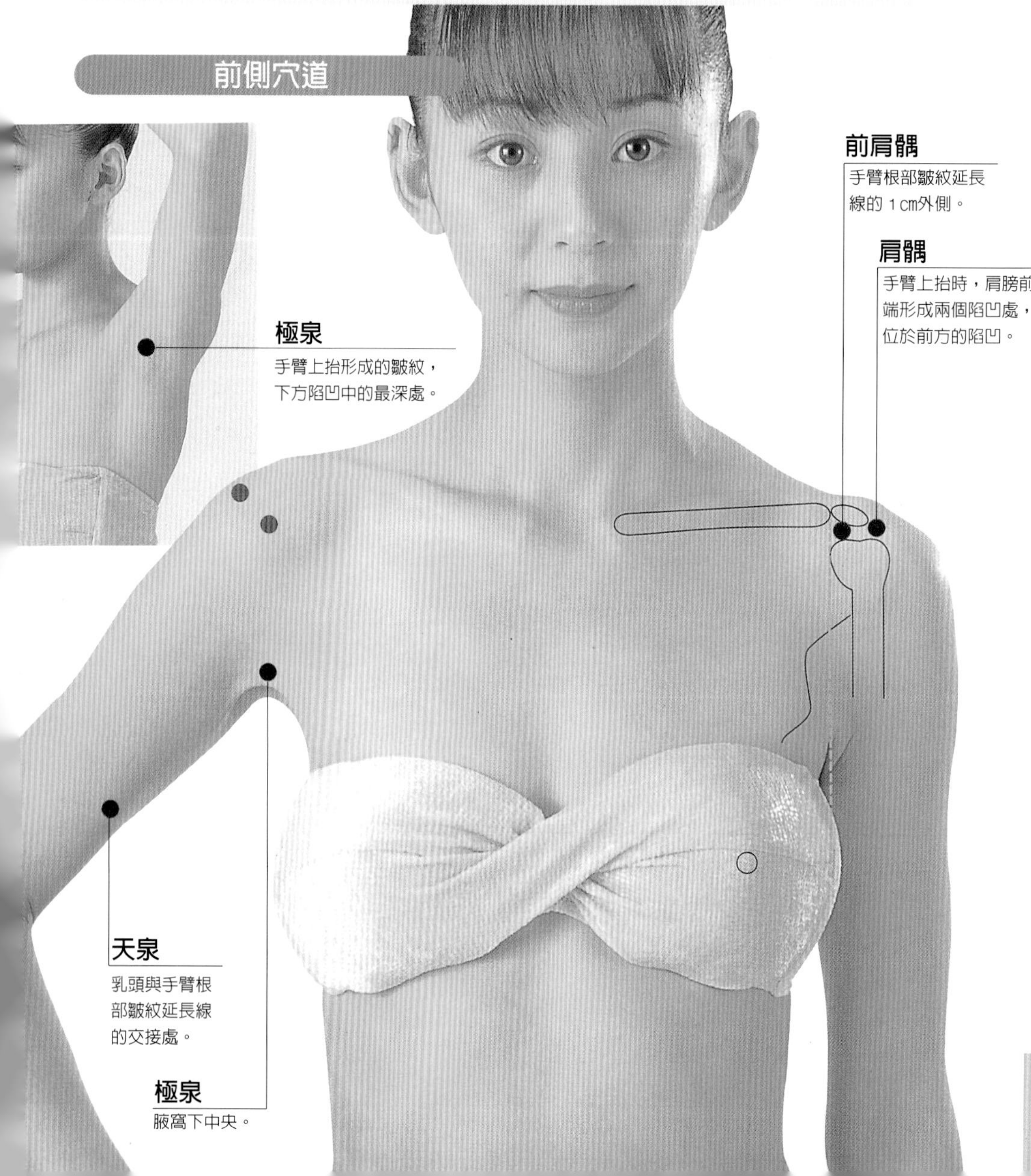
前肩髃
手臂根部皺紋延長線的1cm外側。
肩髃
手臂上抬時，肩膀前端形成兩個陷凹處，位於前方的陷凹。
極泉
手臂上抬形成的皺紋，下方陷凹中的最深處。
天泉
乳頭與手臂根部皺紋延長線的交接處。
極泉
腋窩下中央。

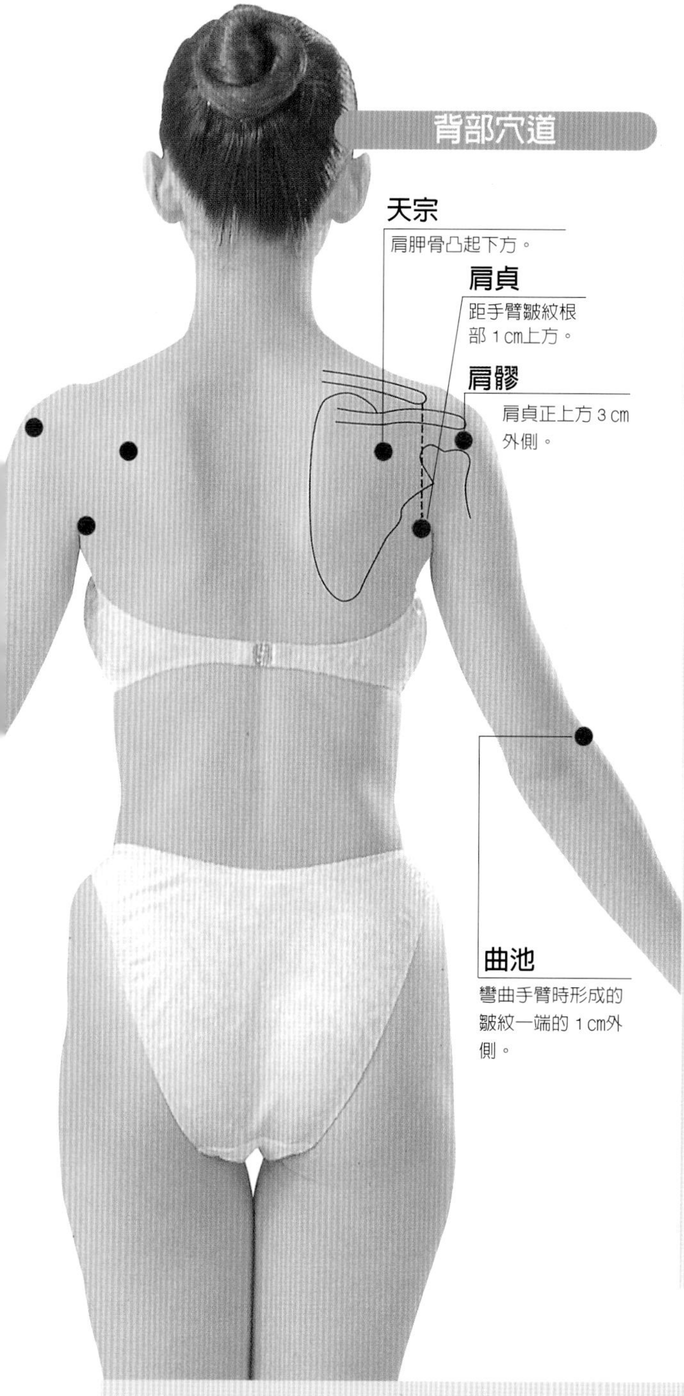
背部穴道
天宗
肩胛骨凸起下方。
肩貞
距手臂皺紋根部 1 cm上方。
肩髎
肩貞正上方 3 cm外側。
曲池
彎曲手臂時形成的皺紋一端的 1 cm外側。

前側的穴道

肩髃 手臂朝側方往上抬，肩膀前方會出現兩個陷凹處，前方的是肩　，尤其對於手臂無法朝正側方上抬的人十分有效（在穴道不會感覺疼痛側找出位置）。

前肩髃 鎖骨下方，手臂根部線往上提時的1cm外側。經常用於手臂無法朝前方上抬時。

天泉 手臂內側的穴道。手臂根部形成的皺紋及由乳頭往上延伸的線所交叉的位置。對於手掌朝前方，手臂朝側面上抬，腋下有拉扯感，或手臂無法隨心所欲上抬的人而言，使用此穴道十分有效。

極泉 腋下陷凹處中央的穴道。手臂上抬時，腋下出現陷凹處，按壓其最深處，手臂內側會產生鈍痛感。

因為壓力所造成的肩膀痠痛或從腋下到手臂前面的肌肉都感覺疼痛的五十肩，可以利用此穴道進行治療。

背部的穴道

肩髎 手臂根部出現的皺紋，延伸到與肩胛骨凸起交接處3cm外側的穴道。在手掌朝向身體，手臂往前上抬時會覺得疼痛時，或手臂往後方上抬時，肩關節後側疼痛時可以利用治療。

肩貞 距手臂根部1cm上方，與肩髎並用，進行治療，十分有效。

天宗 治療五十肩的基本穴道。位於肩胛骨凸起的正下方，肩胛骨範圍的中央。對於為了抓背，手上抬，繞到後面，使肩胛骨周圍產生疼痛感，或手臂無法繞到後面等相當有效。

曲池 彎曲手肘形成的皺紋前端，延伸1cm處。能夠收縮肩膀血管，使瘀血的血液和老廢物誘導到手臂，在穴道指壓的最後階段使用。

（竹之內）

五十肩治療

4 手的穴道指壓

去除五十肩的疼痛，減輕肩膀痠痛的方法，除了肩膀的穴道外，手的穴道治療也有效。

手的穴道即從遠處刺激經絡（以現代話語來說，就是能量的流通路線），便可有效去除五十肩的疼痛。穴道在手上，自己就能隨時活動手臂，便於進行指壓。有時只需指壓手的穴道，就能充分緩和疼痛，不過如果能和肩膀的穴道並用，就更具功效了。

手共有6處穴道，按照以下的方法活動手臂。當時所產生的疼痛，如果能夠藉著穴道指壓消除，則表示這是應該要指壓的穴道。為使效果立見，最初自己必須對疼痛進行診斷，再進行穴道指壓。

①**經渠** 疼痛出現肩關節的前面部時，將手臂抬向後上方，疼痛會加

陽池的指壓

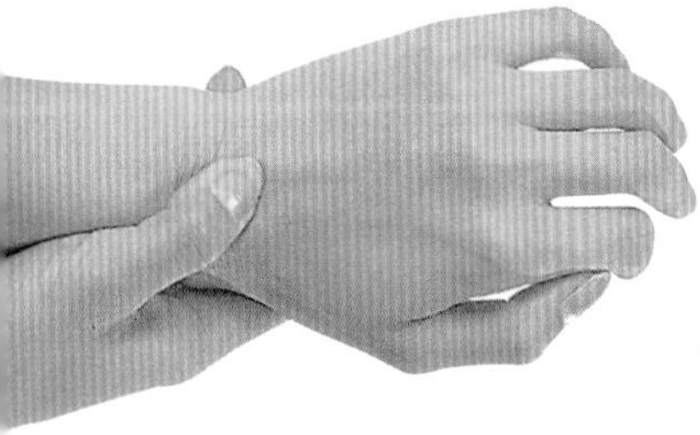

合谷的指壓

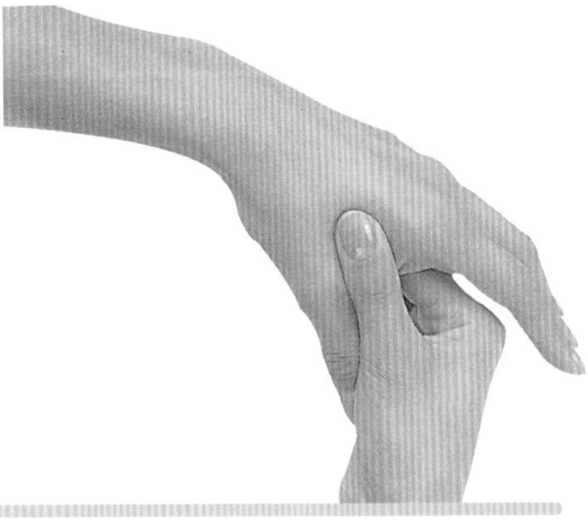

養老的指壓

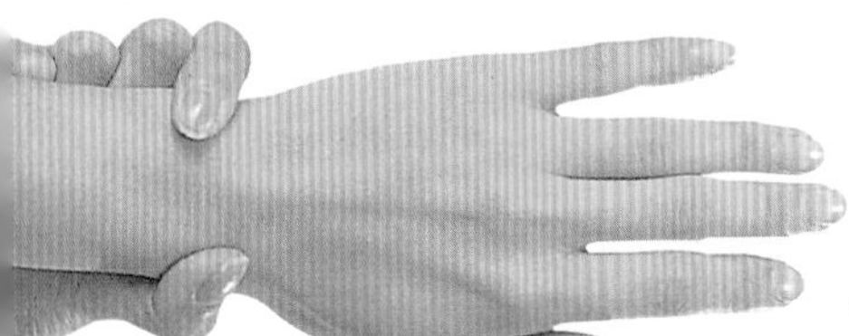

神門的指壓

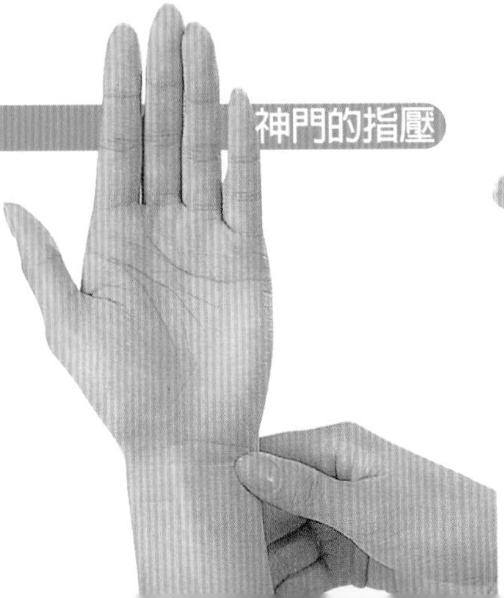

手背的穴道

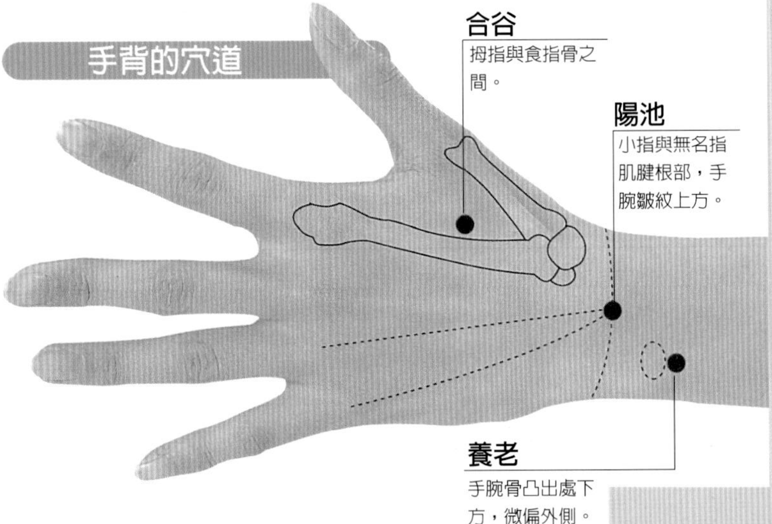
合谷
拇指與食指骨之間。
陽池
小指與無名指肌腱根部，手腕皺紋上方。
養老
手腕骨凸出處下方，微偏外側。

依疼痛方式的不同，選擇手的穴道，充分按壓揉捏。

劇，此時相反側的手按壓手腕的經渠穴，進行運動，即可減輕疼痛，擴大運動的範圍，就可以診斷出這是應該指壓的穴道。充分揉捏經渠，善加運用指壓，進行手臂的上下、繞肩等肩膀的運動。

② **神門** 從腋下到胸，產生疼痛感，手臂從側方上抬時，疼痛加劇，而手臂朝前方、後方移動時，運動範圍會受到限制，其特徵就是無法完全抬起。疼痛的診斷與治療，可以利用此穴道進行。

③ **大陵** 與肩膀疼痛相較，後脖頸的僵硬或腋下腫脹為其主要特徵。手臂上抬到側面或後方，疼痛加劇，此時如果按壓手腕的大陵穴，能夠使活動順暢，就要充分指壓此穴道。

④ **合谷** 疼痛從肩胛骨延伸到手臂上方，手臂往前上抬時，疼痛增強，此時就要指壓在拇指與食指間的合谷穴。

⑤ **陽池** 疼痛從肩膀延伸至前臂的外側，手臂朝側面上抬時，疼痛加劇，此時的診斷與治療，可以使用在手腕背側的陽池穴。指壓陽池，如果手臂朝側面上抬時，疼痛消失，那麼就要指壓此穴道。

⑥ **養老** 肩膀彷彿要掉落似的非常疼痛，從肩胛骨外側到手臂後方、腋下，產生痛感，手臂往後方上抬時，疼痛加劇。此時可以對在手腕背側的養老穴進行疼痛的診斷與治療。

各穴道的位置如圖片所示。

（竹之內）

經渠的指壓

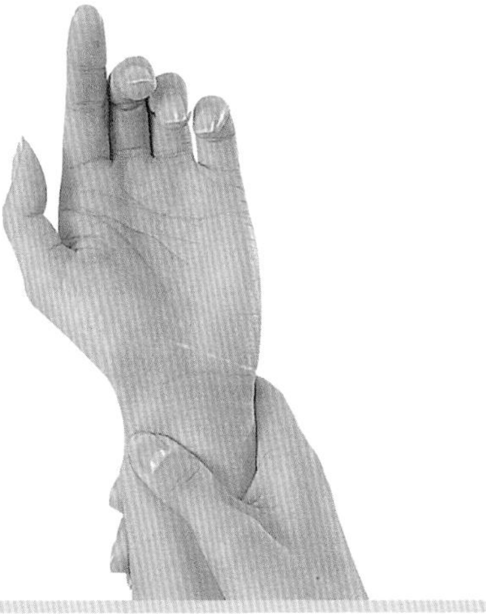

大陵的指壓

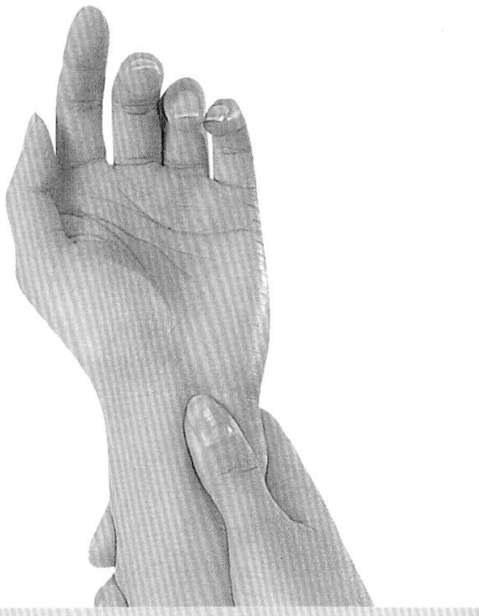

手掌的穴道

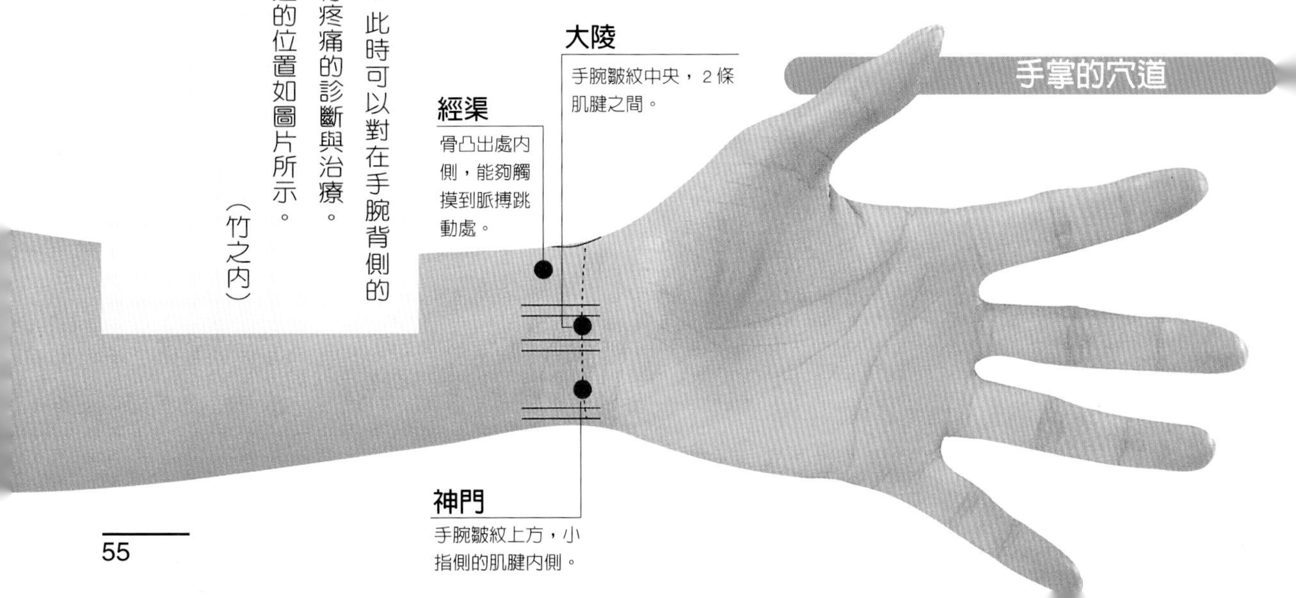

大陵
手腕皺紋中央，2條肌腱之間。
經渠
骨凸出處內側，能夠觸摸到脈搏跳動處。
神門
手腕皺紋上方，小指側的肌腱內側。

5 緩和疼痛的加溫法

五十肩疼痛開始5天至1週後，要開始溫熱肩膀。冷敷對於抑制因為發炎而引起的疼痛相當有效，但這不過是急性期的暫時處理法。

五十肩的正確治療是在過了急性期後才開始的。從此時開始必須促進肩膀血液循環，放鬆僵硬的肌肉，此方為治療之目的，因此，要進行能夠迅速復原的治療。

最有效的手段是溫熱肩膀。肩膀溫熱後，血管會擴張，血液循環順暢，疼痛就能緩和，此外尚能去除肌肉的緊張，擴大肩膀的運動範圍。因此，消除疼痛，逐漸擴大肩膀的活動，才是五十肩的基本治療法。

如果不再浮腫，就可以進行泡澡和交替浴（參照28~29頁），但是利用溫濕布溫熱肩膀，直接對患部發揮功效的方法較為有效。

利用熱毛巾和吹風機治療

吹風機不要只吹熱毛巾上方，周邊也要吹。

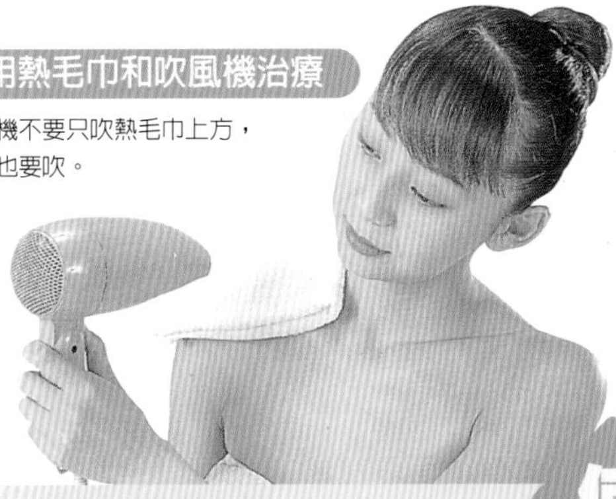

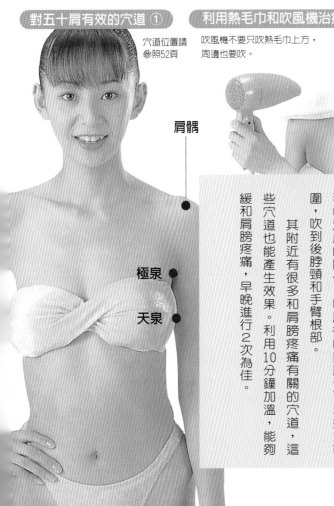

對五十肩有效的穴道 ①

穴道位置請參照52頁

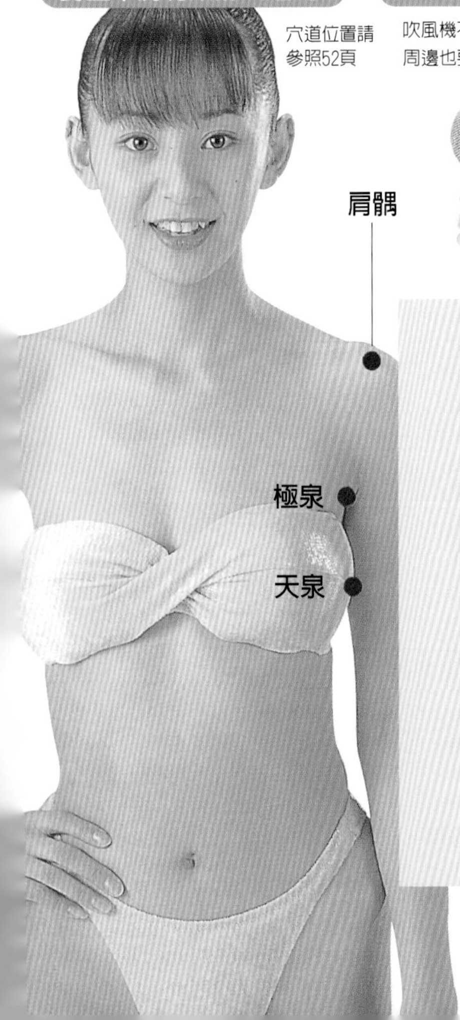

使用熱毛巾

與肩膀痠痛情況相同，將不會造成燙傷的熱毛巾，攤在疼痛的部位，上面可以蓋上塑膠布。如果用吹風機的熱風直接吹，就能防止熱毛巾溫度的降低。吹風機的熱風也可以擴大範圍，吹到後脖頸和手臂根部。

其附近有很多和肩膀疼痛有關的穴道，這些穴道也能產生效果。利用10分鐘加溫，能夠緩和肩膀疼痛，早晚進行2次為佳。

溫熱肩膀必須在疼痛開始後的5天～1週進行。

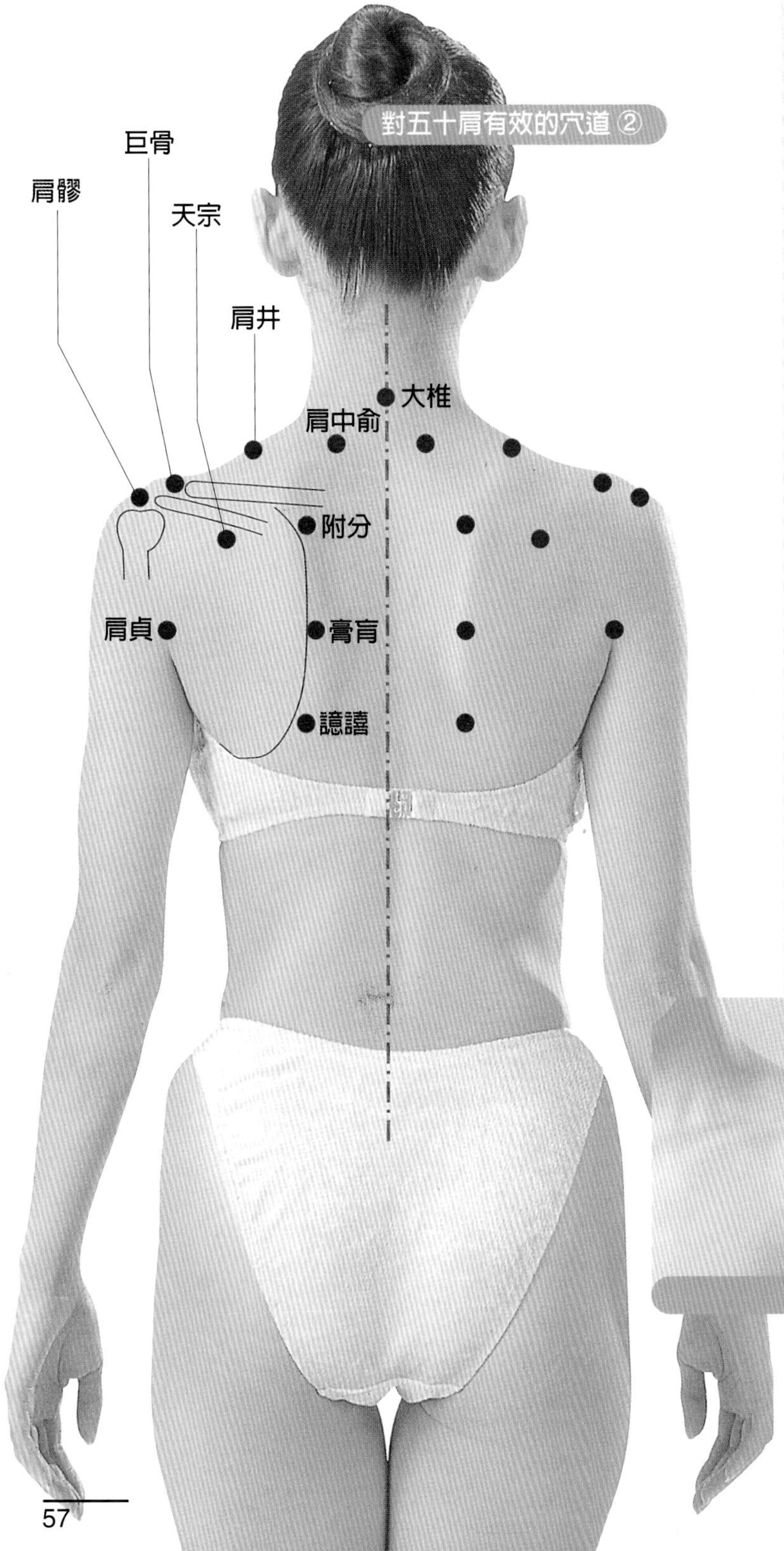

煙灸

五十肩的穴道除了採用針灸外，尚可利用煙灸法，不僅不會造成燙傷，還能得到與針灸同樣刺激穴道的效果。

身體前面有肩髃、天泉、極泉，後面有肩髎、肩貞、天宗等五十肩的特效穴。

將香煙的火靠近穴道，感覺有點燙就移開，反覆進行相同的動作4～5次，過於接近或忍耐熱度，可能會起水泡，必須格外注意。

接近穴道的時間最長30秒。

光是做這樣的溫熱療法就足夠了，但若是在按摩或穴道指壓體操前進行，更能提高效果。

（竹之內）

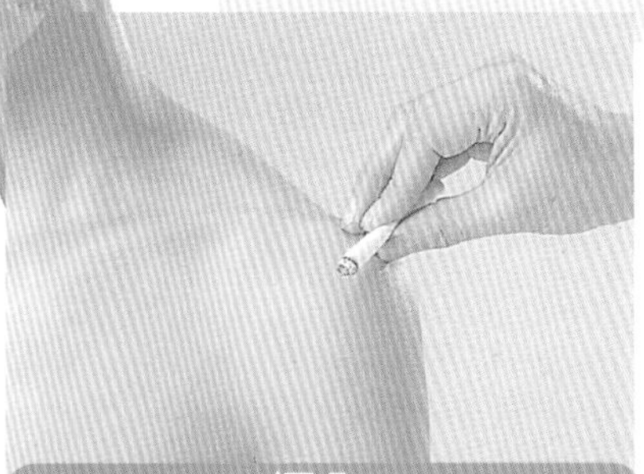

煙灸

香煙靠近穴道，感覺有點燙就移開。

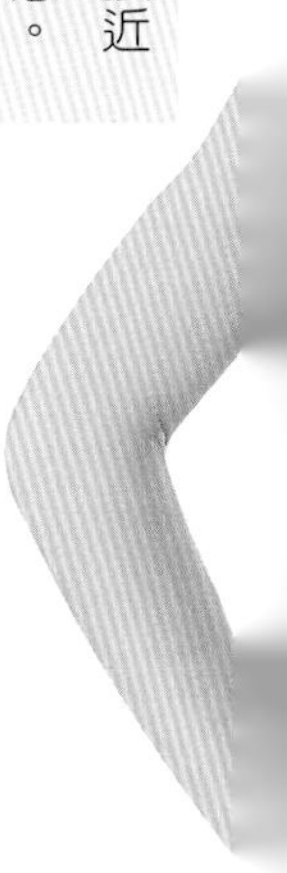

翌日能夠減輕疼痛的睡眠法

一旦罹患五十肩，因為鈣質沈著，晚上睡眠中產生的疼痛，導致睡眠不足，令許多人感到困擾。

疼痛的肩膀露出棉被外，引起發冷，或壓在身體下側，也是原因之一。

一般而言，罹患五十肩時，並非朝所有方向移動都會感覺疼痛，而是朝某方向或角度活動手臂時，會覺得疼痛。白天會下意識的保護肩膀，所以不會覺得疼痛很強烈。

在睡眠中就無法辦到這一點了。翻身時，突然活動手臂，疼痛會促使自己快速甦醒。

正式的緊急處理法就是用三角巾將手臂吊起睡覺，以限制手臂的

手臂運動

1

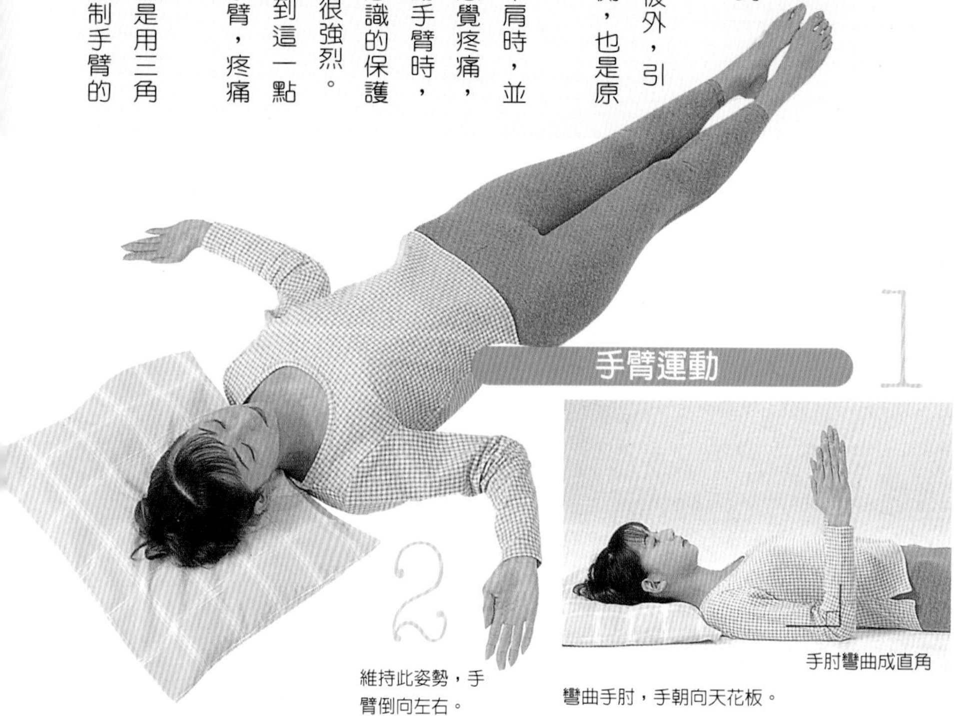

彎曲手肘，手朝向天花板。

手肘彎曲成直角

2

維持此姿勢，手臂倒向左右。

起床體操

先做拳頭運動。

①手握拳，盡量使勁。

②拳頭打開，連指尖都要使勁，盡量張開。

反覆做10次，就能使血液循環順暢。拳頭運動是藉著反覆的肌肉緊張與放鬆，促進血液循環，因此，重點就是必須使勁。

其次進行手臂運動。

①手臂貼於腋下，彎曲手肘，手指朝天花板。

②維持相同的姿勢，手慢慢倒向左右。

反覆做5~6次，即能有效去除肩膀肌肉的僵硬。皆為簡單的運動，醒來後，就可以躺在床上進行，一定能夠度過爽快的一天。

用三角巾吊住手臂睡覺，在夜間肩膀不會疼痛，能夠熟睡。

活動。即使是睡相不佳者，翻身時，也可以防止手臂隨便亂動。

在疼痛劇烈的急性期，為了保持安靜，可以使用三角巾，不過使用期限至多2~3天，接著就要開始做運動。

睡眠中使用的三角巾，在疼痛減輕時，必須趕緊拿掉。早晨起床對罹患五十肩的人而言也很痛苦，因為睡眠中固定的姿勢和血液循環降低，早上瘀血和肌肉僵硬的程度十分強烈，因此，肩膀疼痛會加劇。

此時可以躺在床上，做手臂的按摩及簡單的起床體操，即可緩和疼痛。

（荻島）

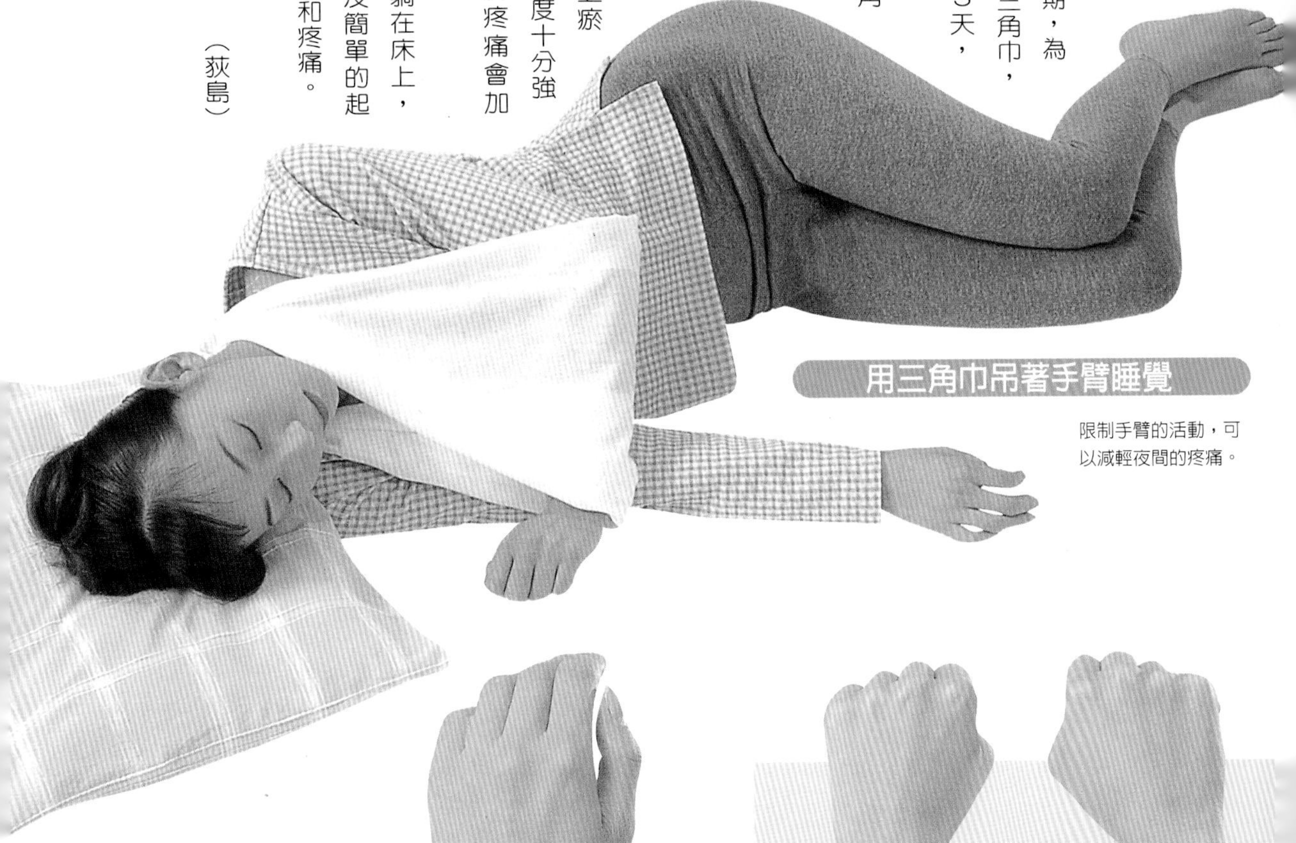

用三角巾吊著手臂睡覺

限制手臂的活動，可以減輕夜間的疼痛。

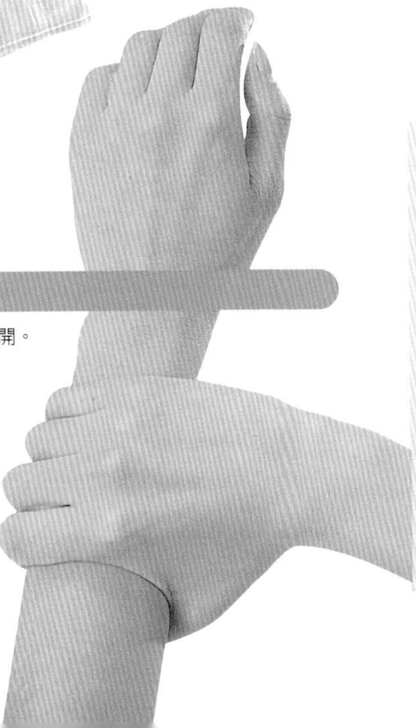

手臂按摩

相反側的手緊握手臂，再放開。

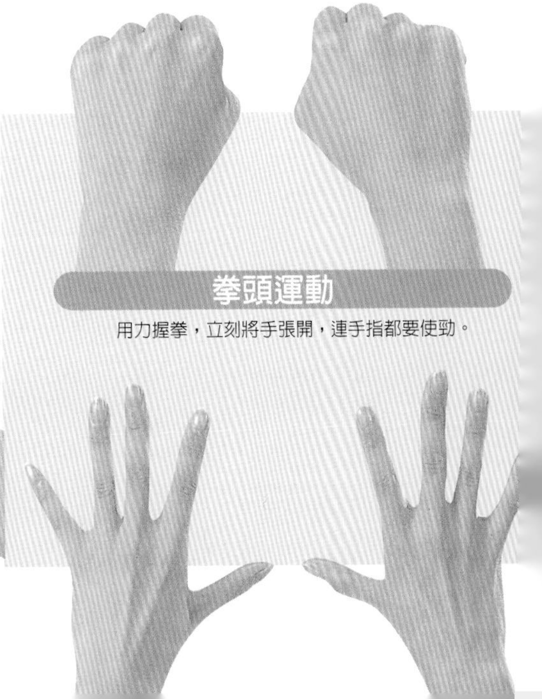

拳頭運動

用力握拳，立刻將手張開，連手指都要使勁。

7 熨斗體操

治療五十肩最重要的是要活動肩膀。人的關節如果不活動，3天就會僵硬，切勿因為疼痛就不活動肩膀，使得原本應該要治癒的肩膀毛病無法治好。

一旦勉強僵硬的肩膀活動，會引起肩膀組織發炎或損傷，五十肩因此而惡化的例子不少。

為了防止及迅速治癒五十肩，在發病後4~5天開始，每天要做適當的運動。

何種程度的運動較適當呢？請各位想一想「稍微感覺疼痛的運動」。如果完全沒有痛感，表示無效。

反覆進行稍微感覺疼痛的運動，逐漸擴大肩膀的活動範圍，使其慢慢復原。

雖然要稍有痛覺，但是做運動時，肩膀不可以直接用力，必須利用手持重物的反彈力來活動肩膀，即熨斗體操。

熨斗體操

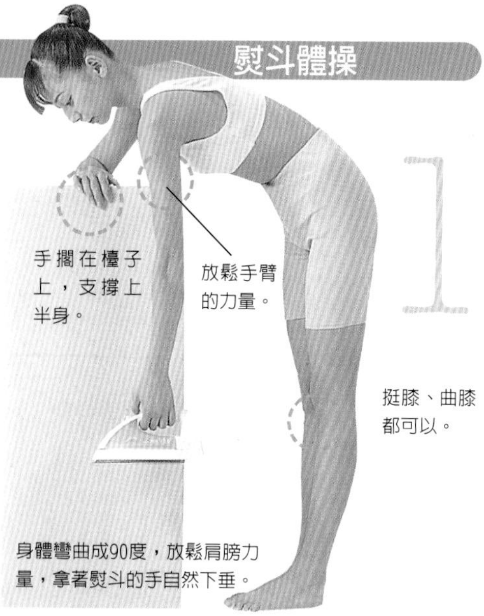
1
手擱在檯子上，支撐上半身。
放鬆手臂的力量。
挺膝、曲膝都可以。

身體彎曲成90度，放鬆肩膀力量，拿著熨斗的手自然下垂。

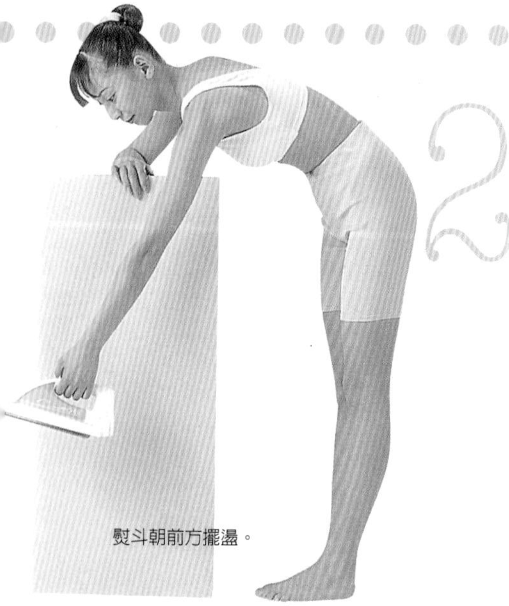
2

熨斗朝前方擺盪。

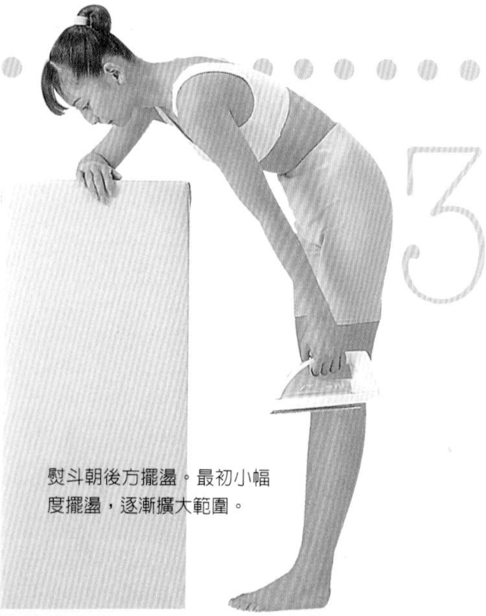
3

熨斗朝後方擺盪。最初小幅度擺盪，逐漸擴大範圍。

祕訣是放鬆疼痛側肩膀的力量，利用熨斗的反彈力活動。

熨斗體操

①準備熨斗、空的水壺或錄音機等當成重物的道具，及支撐身體的檯子。盡量使用到達腰部高度的檯子。

②不痛側的手臂擱置在檯子上，身體彎曲成90度。利用擱在檯子上的手支撐身體。疼痛側的手拿著熨斗下垂。疼痛側的手臂和肩膀放鬆力量。

③放鬆肩膀的力量，拿著熨斗的手前後擺盪。利用熨斗的重量進行擺盪。最初小幅度慢慢擺盪，再逐漸擴大幅度。

④熨斗朝左右擺盪，最初小幅度擺盪，再逐漸擴大擺盪的幅度。身體不要朝左右彎曲，一定要固定身體再進行。

⑤最後要轉圈，利用熨斗，彷彿畫圓似的，先朝右，再朝左，小幅度轉圈，逐漸擴大圓的範圍，結束後，朝相反方向畫圓。

以上運動，總計5分鐘，每天早晚進行。

熨斗體操肩膀毋需用力，疼痛輕微為其特徵。即使殘留嚴重的肩膀疼痛，仍然可以進行，可以活用來治療初期的五十肩。

（荻島）

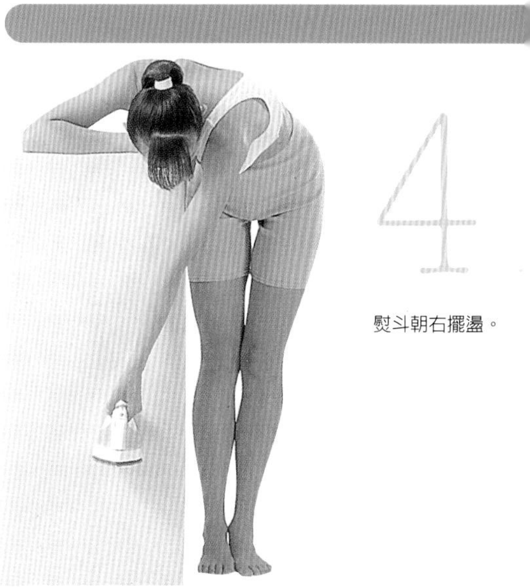

熨斗朝右擺盪。

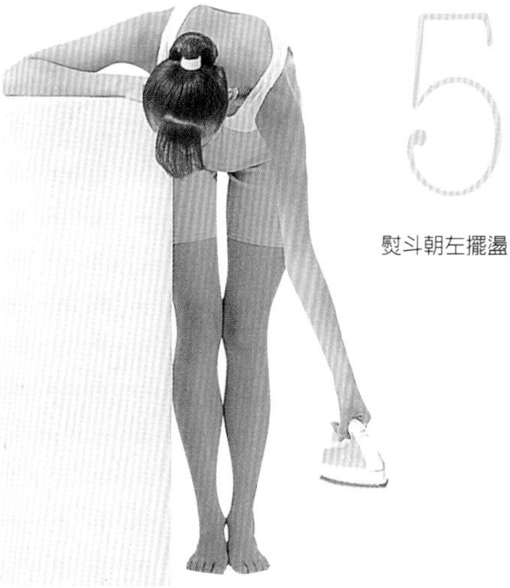

熨斗朝左擺盪。

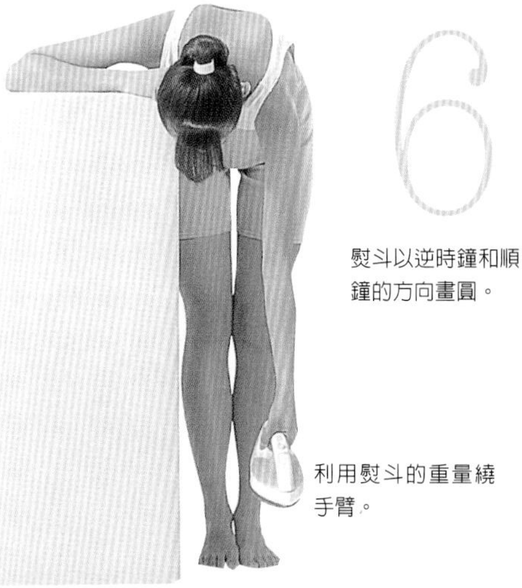

熨斗以逆時鐘和順時鐘的方向畫圓。

利用熨斗的重量繞手臂。

8 使用棒子的體操

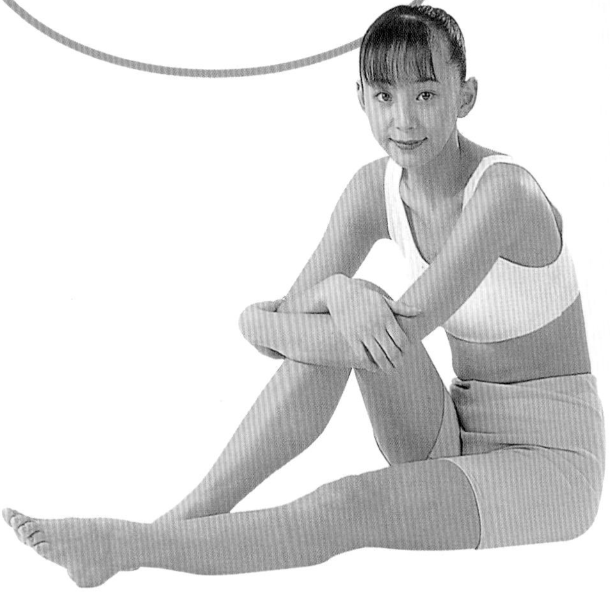
最後要做此體操。每天反覆進行，就會發現復原的情況良好。

與熨斗體操相較，對肩膀的負擔較大的是棒子體操及扶牆體操（參照64頁）。任何一種都能和熨斗體操併行。也可以藉熨斗體操讓身體稍微習慣後再進行。

棒子體操

①準備約1m的棒子。可以利用掃把柄或吸塵器的管子。

②雙手打開比肩寬更寬，拿著棒子，從臉的位置開始慢慢往上舉。最初會覺得很困難，但可以每天練習慢慢的舉高棒子，最後就能完全舉到頭上，到達頭的稍後方。

③接著舉高上方的棒子，朝左右交互倒。疼痛側的手臂用相反側的手推拉，利於活動。絕對不要讓棒子跑到臉的前方，因為會導致無法活動肩關節。

④棒子拿回頭上，彎曲兩手肘。棒子朝頭的後方放下，此時如果無法讓手臂朝外側扭轉，體操會變得很困難。

⑤棒子拿到後方，不疼痛側的手繞到頭的後方，疼痛側的手繞到腰的後方，抓住棒子。

⑥不疼痛側的手使勁，將棒子上下移動，如此疼痛側的手毋須用力，也能夠自然運動。反覆做10次上下運動。

以上的棒子體操，肩膀能夠朝所有的方向活動，是很好的五十肩治療體操。最初或許會覺得很難做，但不要嫌麻煩，一天進行1次。每天反覆做體操，就會發現肩膀的活動逐漸順暢。

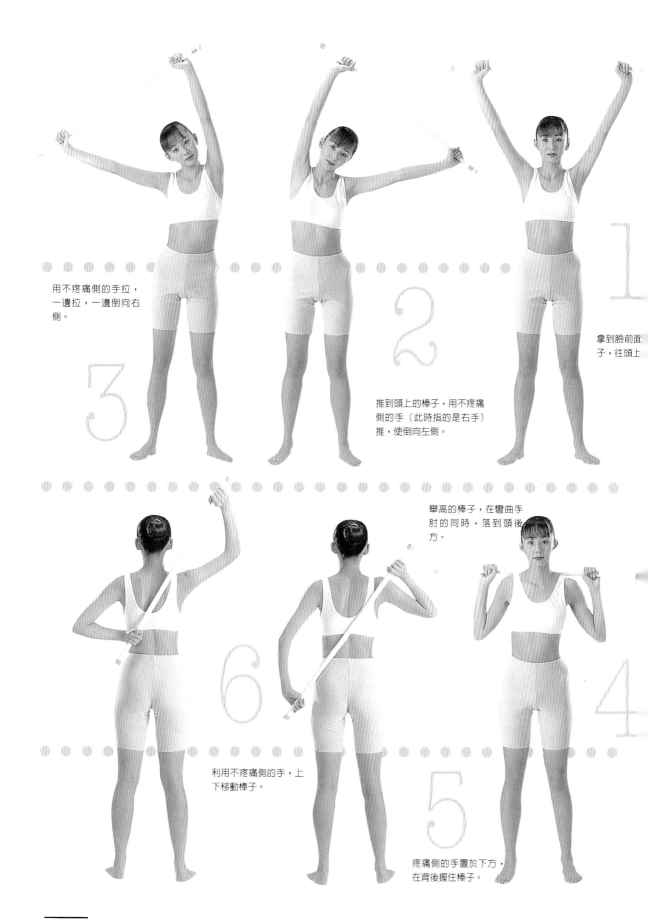

1

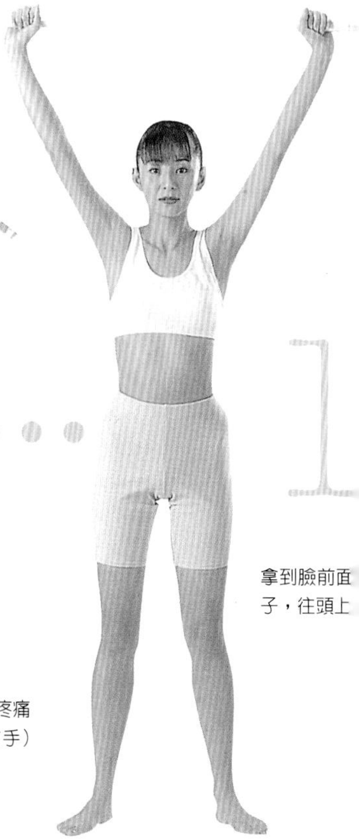

拿到臉前直
子，往頭上

2

推到頭上的棒子，用不疼痛側的手（此時指的是右手）推，使倒向左側。

3

用不疼痛側的手拉，一邊拉，一邊倒向右側。

4

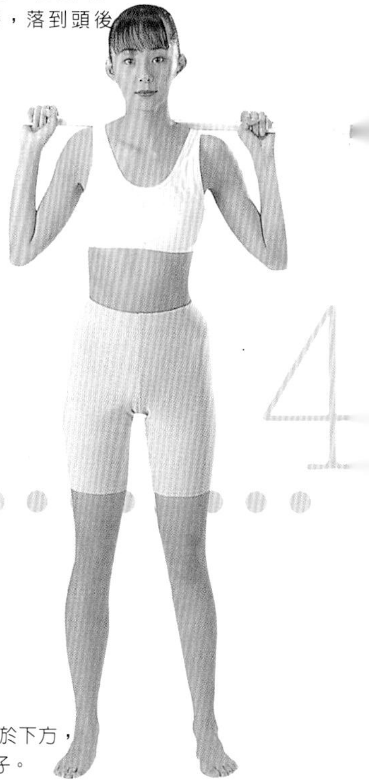

舉高的棒子，在彎曲手肘的同時，落到頭後方。

5

疼痛側的手置於下方，在背後握住棒子。

6

利用不疼痛側的手，上下移動棒子。

扶牆運動

用手指尖扶牆進行的運動。

①朝牆站直，疼痛一側的手朝前伸直，用食指和中指的指尖扶牆。

②手指交互移動，如毛毛蟲似的往上爬。視肩膀疼痛的程度，盡量將手臂抬高。

③與牆壁呈直角站立，手臂伸向側面，做相同的運動。任何情況都不能彎曲身體，重點只有手臂上抬。

此運動可以親眼看到手臂上抬的程度，藉以了解改善度，成為治療的鼓勵。

（荻島）

利用牆壁，高舉手臂

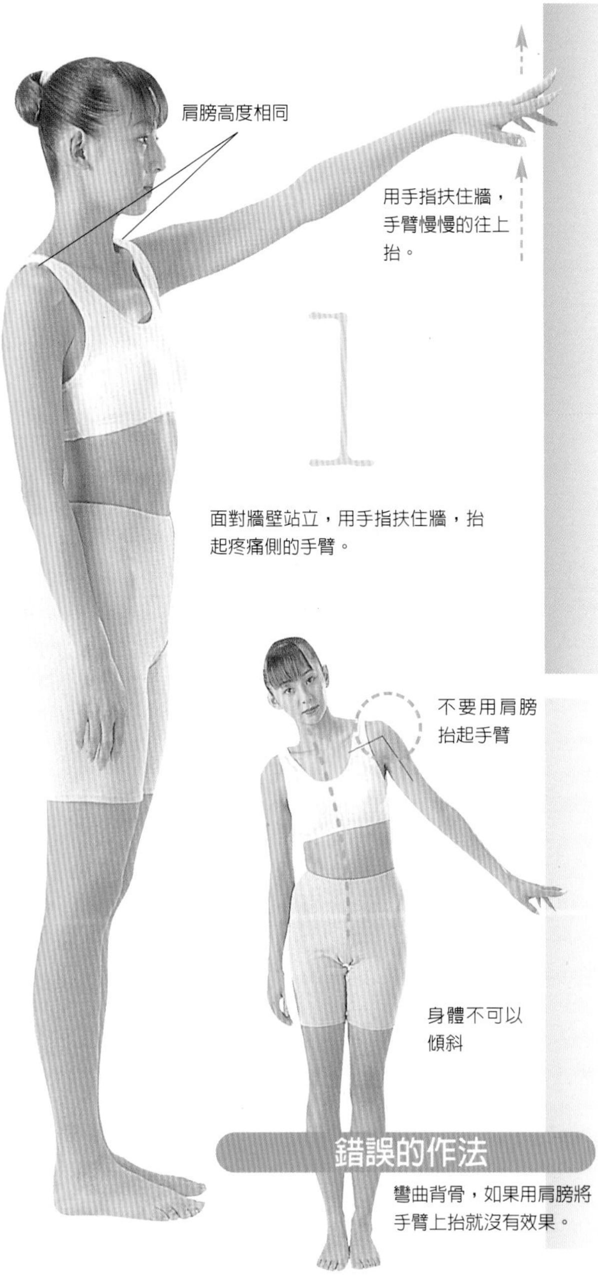
肩膀高度相同
用手指扶住牆，手臂慢慢的往上抬。
1
不要用肩膀抬起手臂
身體不可以傾斜

面對牆壁站立，用手指扶住牆，抬起疼痛側的手臂。

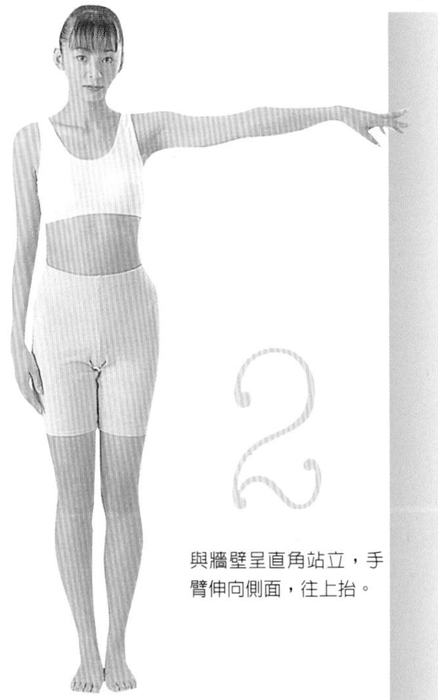
2

與牆壁呈直角站立，手臂伸向側面，往上抬。

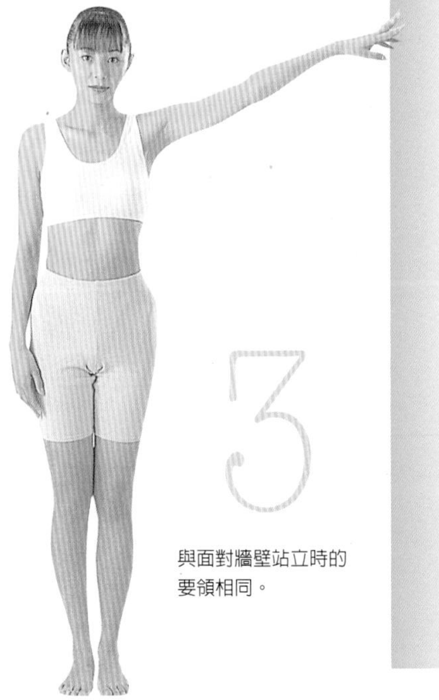
3

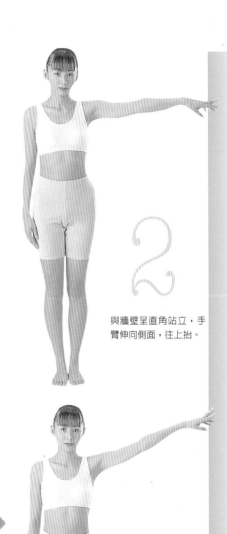

與面對牆壁站立時的要領相同。

錯誤的作法

彎曲背骨，如果用肩膀將手臂上抬就沒有效果。

肩膀痠痛

從根本治療痠痛的

理論篇

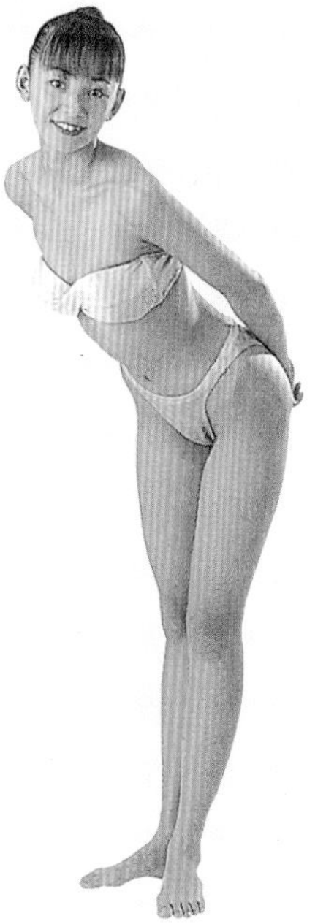

肩膀痠痛是國人的國民病

國外並無「肩膀痠痛」的說法

國人認為「肩膀痠痛」是理所當然的症狀，較頭痛、腰痛普遍。

這當然是一種疾病，可是一旦聽到別人說：「那個人肩膀痠痛」或「在餐廳用餐時肩膀痠痛……」時，會將其當作形容詞一般，因為肩膀痠痛已經是很普遍的症狀了。

但是「肩膀痠痛」這個名稱，在歐美完全不適用，因為歐美並無此名稱或症狀。因此，在歐美接受醫師診察的國人，要告知肩膀痠痛的痛苦時，煞費苦心。到歐美留學的醫師中，你對有些人說「肩膀痠痛」時，他反而會問「那是怎樣的疾病啊」。

所以，肩膀痠痛可以說是國人特有的國民病。

教養的不同決定姿勢的好壞

為什麼只有國人才會出現肩膀痠痛的毛病呢？因為與歐美人相較，國人的骨骼比較弱，肌肉容易疲勞，不過，最大的原因還是國人的姿勢不良引起的。

歐美人自小就視用餐時的姿勢為一種禮儀，會善加教養。無論在哪一個家庭中，一定會教導2～3歲大的小孩的教養之一即「手臂不可以張開，要挺直背肌」。在學校，也會特別注意學習時的姿勢。

所以，長大後也會養成良好的生活習慣。

日本明治時代前武士道精神的遺產就是要挺直背肌。然而現代能夠好好指導坐在桌前正確姿勢的家庭已經很少了。手靠在餐桌上用餐或坐下時腳交疊，對背骨的歪斜完全不在乎。結果背骨彎曲的孩子不斷增加，連

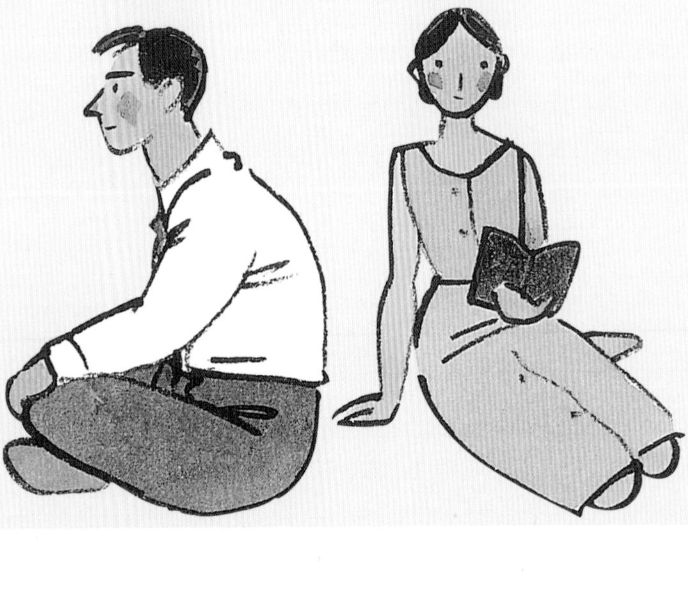

小學、中學的學生都有肩膀痠痛的毛病出現。

國人的背骨歪斜至何種程度呢？最好的例子就是脊柱側彎症。即背骨朝左右形成弧形，嚴重時骨骼歪斜，不僅造成美觀上的問題，被壓迫的內臟都會出現毛病。罹患這種側彎症的孩子非常多，這是根據最近調查的事實。近十年來，小學的檢診甚至包括了側彎症的項目在內。

姿勢不良的孩子，將來一定會出現肩膀痠痛的症狀，成為肩膀痠痛的預備軍。

回顧自己的生活是治療的第一步

國人的生活習慣和文化背景造成背骨歪斜，導致肩膀痠痛，這是不容忽略的要素。

部分人過著榻榻米的生活，只有正坐時才會挺直背肌。榻榻米的生活必須趴著燙衣服、疊衣服或看報。趴著時，頸部下垂，用細瘦的頸部支撐傾斜的頭，使其負擔沉重。

女性多半會側坐，背骨大幅度朝左右彎曲。男性喜歡的盤腿坐則必須彎腰駝背，下顎凸出。

對肩膀痠痛的人而言，日本式的生活確實存在著許多不利的條件。

對肩膀痠痛的人而言，傳統禮貌鞠躬就是一個不好的動作。鞠躬時上身會往前傾，對於長輩而言，低垂的眼睛是一種謙虛心的表現。抬頭挺胸，正面瞪著對方，自古以來就被視為是不馴的態度。

基於此背景，往前彎腰時，下顎凸出，形成不良的姿勢。不要認為不過是個姿勢，其實它具有很深的根源。不良的姿勢對於頸部和肩膀造成多大的負擔呢？在次項中為各位詳細說明。

簡言之，持續不良的姿勢會造成肌肉緊張，引起瘀血，成為肩膀痠痛的原因。

一旦罹患肩膀痠痛，為了保護肩膀，會不想活動肩膀，如此便會導致瘀血→肩膀痠痛→運動不足→瘀血的惡性循環。

因此，肩膀痠痛的人會認為自己是容易肩膀痠痛的體質。

反之，只要杜絕瘀血、肩膀痠痛、運動不足等惡性循環，就能消除肩膀痠痛。

具體來說，應該怎麼做才能杜絕肩膀痠痛的惡性循環呢？

有人會到醫院診治，而且當場就消除痛苦。

可是先前已經提及，肩膀痠痛的原因發生在日常生活中，所以與其在醫院接受10分鐘、20分鐘的治療，倒不如探討在24小時生活中，該如何費點心思，度過健康的一天，這才是最有效的治療。

肩膀痠痛的最初必須回顧自己的生活，這才是治療的第一步。

2 頸部和肩膀原本就具有許多弱點

從人類直立步行開始，就有這種宿命病。

肩膀為什麼會痠痛？說明前要先了解背骨的形態。背骨中尤以頸骨更是具備了肩膀痠痛的條件。

背骨包括尾底骨在內，由32~35個小椎骨，如磚頭般堆砌而成。上面與顱骨，下面與骨盆連結。椎骨與椎骨相連處，有稱為椎間盤的緩衝墊，拜其所賜，我們得以自由自在的彎曲背骨，活動上身。

背骨並非一開始就是直立的。距今約400百萬年前，人類開始用雙腳步行時，才不得不直立。

自此對人類的背骨造成了極大的負擔。因為它必須負責支撐沉重的頭和手臂，而且成為背骨基礎的骨盆，

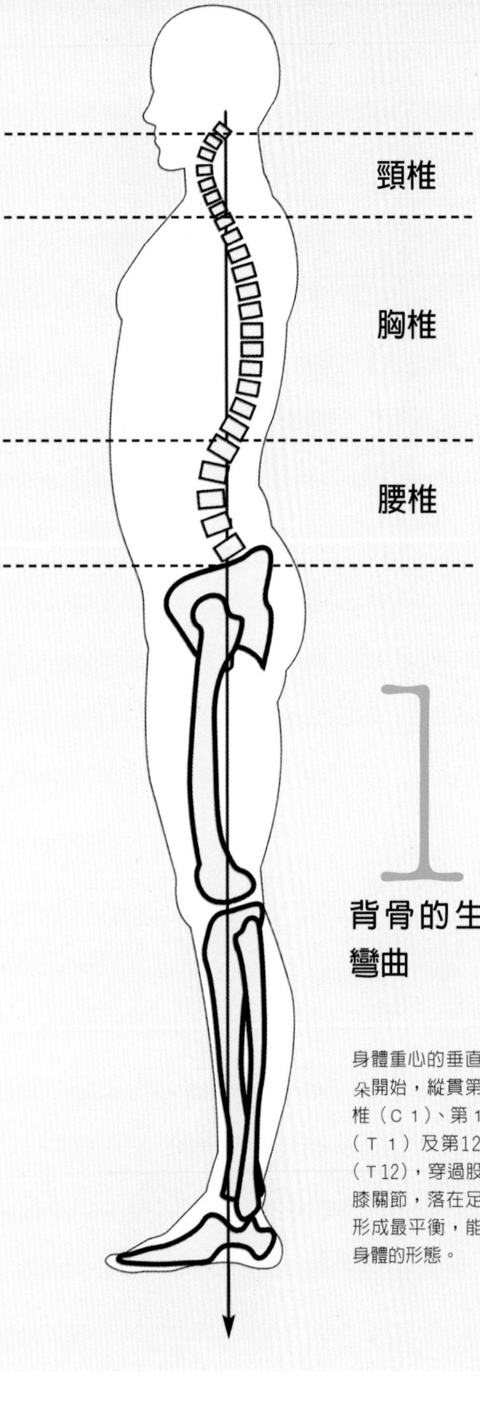

1 背骨的生理彎曲

身體重心的垂直線從耳朵開始，縱貫第1條頸椎（C1）、第1條胸椎（T1）及第12條胸椎（T12），穿過股關節、膝關節，落在足踝上，形成最平衡，能夠穩定身體的形態。

在直立的姿勢下，往前傾斜了30度，因此，背骨在不穩定的基礎上，必須費點工夫，支撐沈重的上半身才行。

為了適應環境而導致背骨的生理彎曲。從側面觀察人體，會發現S形的弧度。頸部和腹部稍微往前彎，背部則稍微朝後彎曲。此弧度是經年累月形成，能夠支撐上半身而疲倦的形態。

此曲線目前仍在進步中，會因為平常的習慣或生活的方式，產生微妙的變化。持續不良姿勢，會使生理彎曲崩潰，增加特定椎骨與支撐椎骨肌肉的負擔，成為輕易引起肩膀痠痛及腰痛的原因。

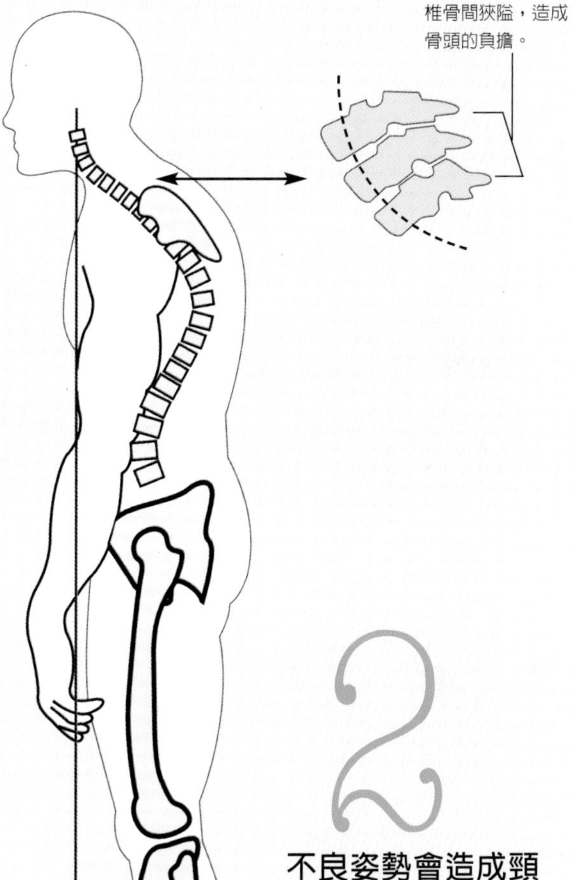

2 不良姿勢會造成頸部的負擔

彎腰駝背，下顎往前凸出的姿勢。頭的重心落在身體前側，為了支撐頭部，頸部必須用力後仰，導致椎骨與椎骨間變得窄，末端容易受到壓迫。

頸部的運動與肩膀的構造

頸部的運動及側倒運動）

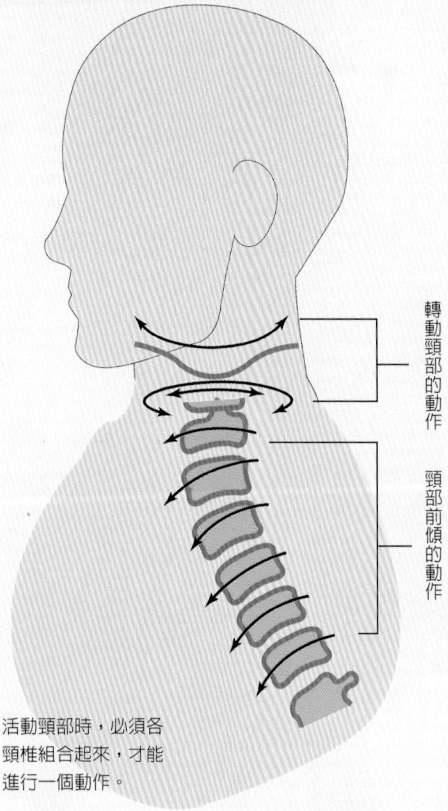

活動頸部時，必須各頸椎組合起來，才能進行一個動作。

活動肩膀的七大關節

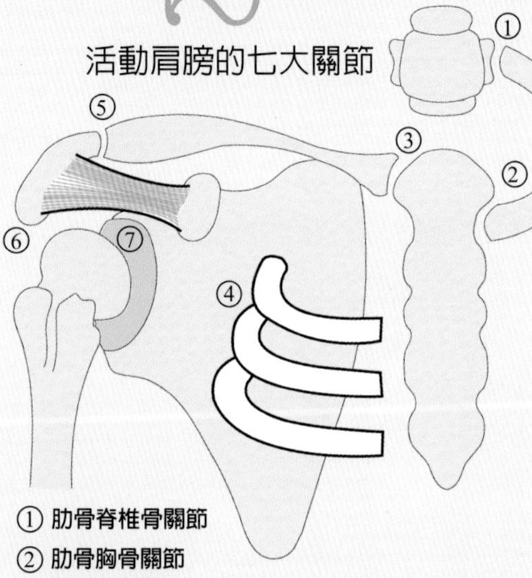

① 肋骨脊椎骨關節
② 肋骨胸骨關節
③ 胸骨鎖骨關節
④ 肩胛肋骨關節
⑤ 肩峰鎖骨關節
⑥ 肱上方關節
⑦ 肩胛肱關節

①～⑦七個關節的動作組合起來才能活動肩膀。所以任何一處出現問題時，都不能做出高舉雙手，高呼萬歲的動作。

頸骨背負的不利條件

與肩膀痠痛具有若即若離關係的部位即頸部。頸骨在背骨中是最易活動的骨頭。椎骨由上往下，依序分類為頸椎、胸椎、腰椎、骶骨。骶骨和尾骨固定於骨盆。胸椎有大型肋骨附著，不會大幅度移動。所以實質上，實際活動上半身的只有頸椎和腰椎兩處。因此，容易造成椎骨及支撐椎骨的肌肉疲勞，引起肩膀痠痛和腰痛。

尤其頸椎，支撐頭部這個控制塔。我們在做任何動作時，會驅使眼、耳、口、鼻等感覺器官來收集資訊。因為四面八方都遍佈天線，所以頸椎活動的範圍是左右達80度，旋轉時則可以和140度保持水平。

不僅支撐較重的頭，而且經常做這些動作，如掛著櫻桃的樹枝下垂擺盪般，一旦擺盪過度，便會彎

1 頸部的運動（轉動

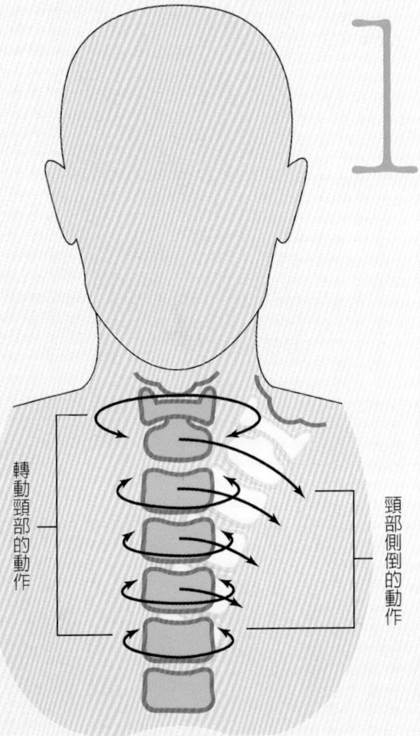

曲折斷。為了勉強維持正常狀態，就必須依賴強韌的肌肉支撐頸椎。

但即使是強韌的肌肉，工作過度也會疲勞。

頸部往前傾的工作，為了將頭往後拉，肌肉會持續緊張，而肌肉維持緊張狀態，血液循環停滯，就容易引發肩膀痠痛。

此外，頸部原本就具備了容易引起瘀血的條件。

頸部內側有頸椎、肌肉、神經、血管及食道、氣管等重要器官，而且必須支撐上方沈重的頭部，血液循環自然容易停滯。

請各位再度回想背骨的生理彎曲。頸椎呈朝前方膨脹的形態，維持此形態，就能將頸部的負擔縮至最低限度，不易引發肩膀痠痛。最初姿勢不良者，平常頸部肌肉就很緊張，可能稍微移動頸部，肩膀就立刻會痠痛。

七個關節共同作業活動 肩膀

人類開始用兩腳步行後，肩膀也產生很大的變化。

直立的同時，人類形成手臂下垂的姿勢。

據說手臂的重量是體重的八分之一。體重70 kg的人，手臂重約9 kg。手臂經常垂於兩肩之側，因此，需要強韌的肌肉。故斜方肌、三角肌等強韌的肌肉，在肩膀十分發達。

手臂自由活動，使得人類關節中，肩關節的活動最大，此動作事實上是由七個關節組合而成的。

支撐沈重的東西，運動範圍廣大，這點和頸部相同，所以肩膀也具備了容易引起痠痛的條件。

我們通常會將頸部和肩膀分開考慮，但幾乎所有的肌肉，如斜方肌等，則會跨越頸部和肩膀兩處。

頸部或肩膀的疲勞，同樣會以肌肉痠痛（即肩膀痠痛）的形態出現。

肌肉疲勞為什麼會引起肩膀痠痛呢？在次項會詳細說明肌肉與肩膀痠痛的關係。

直接原因是肌肉的血液循環不良

有節奏的肌肉伸縮，能夠使血液循環順暢

引發肩膀痠痛直接的犯人，就是頸部及肩膀周圍的肌肉。這裡是活動激烈的部位，有20餘條的肌肉交錯，其中特別容易引起肩膀痠痛的就是如左頁圖所示的肌肉。任何一條都是支撐頸部和手臂的重要肌肉，因此，容易引起痠痛。

肌肉持續緊張，為什麼會導致肩膀痠痛呢？首先請看肌肉緊張時的狀態。

肌肉並非一條粗大的集合體，而是由非常纖細的幾百至幾千條肌纖維結合而成的，裡面有血管和神經通過。這些是由筋膜非常強韌的袋子將其覆蓋住的。

簡單地說，肌肉就好像是塞在強韌袋子中的一束麵條。

一旦這束麵條緊張時，每一根麵就會變短、變粗，使得筋膜袋子持續擴張。

此時袋子變得腫脹且僵硬。當我們做出上臂肌肉球時，肌肉球很硬，就是因為肌肉緊張變粗，麵條塞滿整個袋子造成的。

此時筋膜中就會出現麵條擠壓而成的饅頭，被此壓力擠扁的就是肌肉纖維中的血管。

尤其靜脈血管與輸送血液的動脈不同，是讓血液通過的柔軟管子，而因為肌纖維的壓力，容易被擠壓，引起瘀血。

但是肌肉緊張本身並不是問題，例如進行運動時，緊張過後一定會放鬆。緊張後休息的動作，在肌肉中會反覆出現。

對肌肉而言，這是非常好的事情。放鬆時，新鮮的血液大量流入；緊張時，含有老廢物的血液會被擠出。

亦即肌肉的鬆弛與緊張，如果能夠很有節奏的進行，則即使靜脈本身不會跳動，也能將血液送回心臟。此即肌肉的幫浦作用。

老廢物刺激肌肉神經

肌肉的緊張和放鬆必須搭配進行，方能發揮作用。如果只是長時間持續緊張，反而會引起各種毛病。

肌肉有很多血管，那是因為肌肉使用的能量較多，而為了產生能量，就需要葡萄糖和氧，可是一旦緊張持續，血液流動停滯時，就會缺氧，應該轉換為能量的葡萄糖，

與肩膀痠痛有關的肌肉

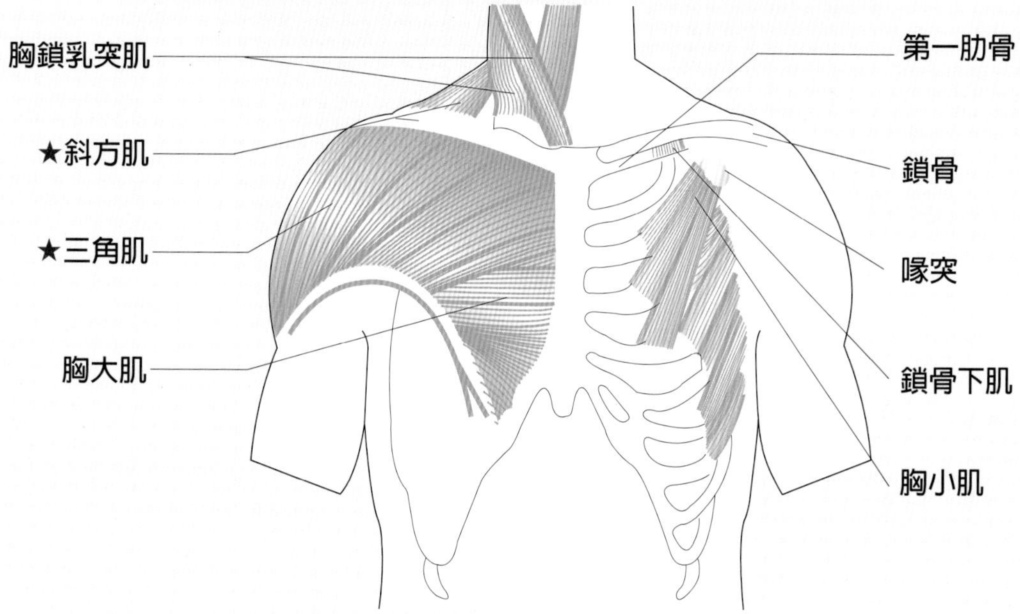
胸鎖乳突肌
★斜方肌
★三角肌
胸大肌
第一肋骨
鎖骨
喙突
鎖骨下肌
胸小肌

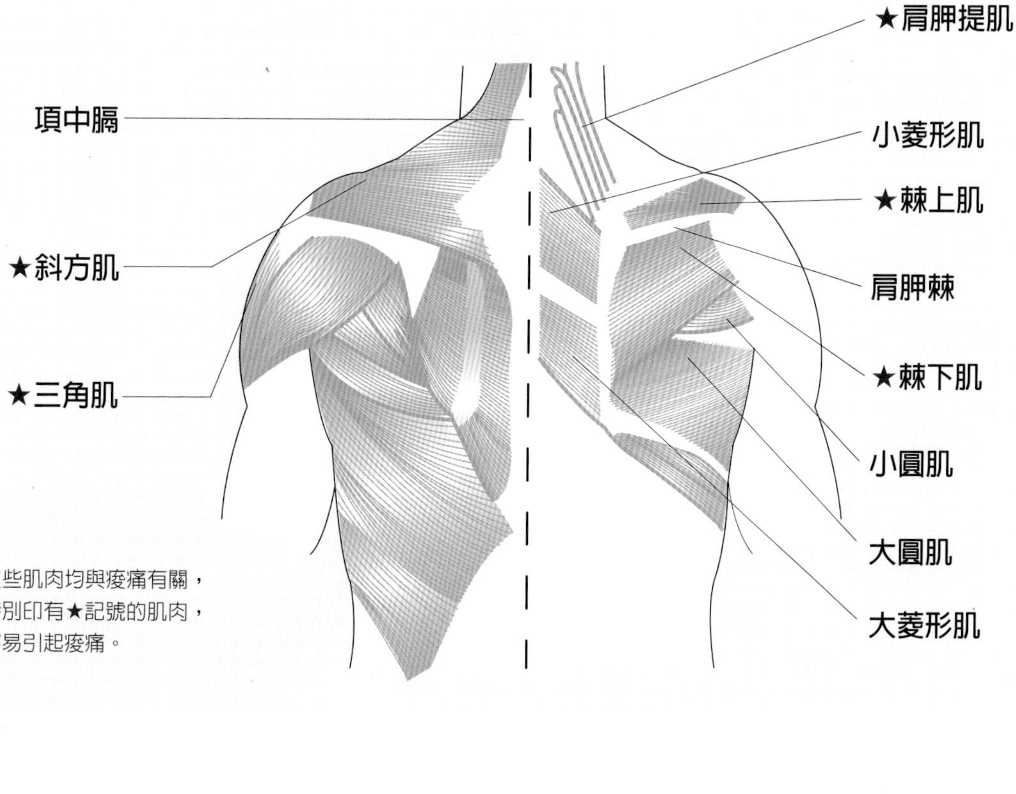
項中膈
★斜方肌
★三角肌
★肩胛提肌
小菱形肌
★棘上肌
肩胛棘
★棘下肌
小圓肌
大圓肌
大菱形肌

這些肌肉均與痠痛有關，
特別印有★記號的肌肉，
容易引起痠痛。

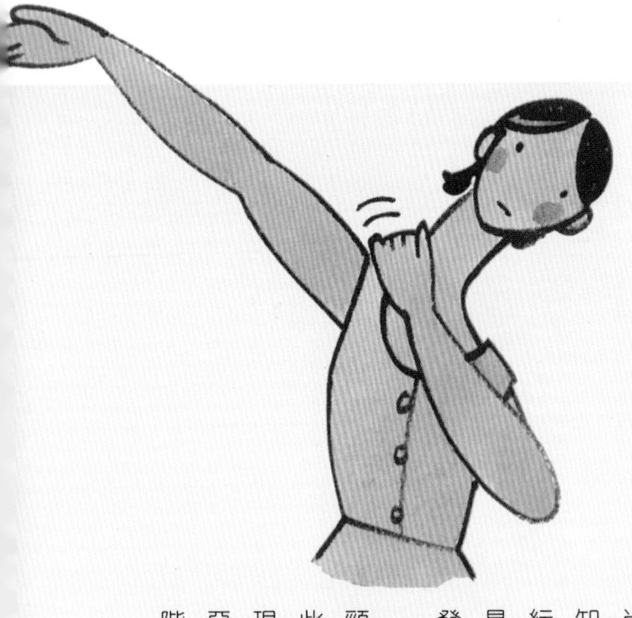

此時就會不完全燃燒，製造出乳酸等的疲勞物質。

若血液循環順暢，這些物質就會被代謝掉，然而緊張的肌肉，靜脈流動停滯，瘀血的血液中便會積存老廢物。

簡言之，肩膀痠痛就是肌肉的瘀血，而且其瘀血情況十分嚴重。

發生此種情形時，肌肉的能量不足，會出現倦怠、沈重、緊繃等肩膀痠痛獨特的症狀。如果在此階段，肌肉能夠很有規律的收縮，即利用運動促進血液循環，就能夠治癒肩膀痠痛。

可是如果在此階段仍不斷工作，持續肌肉的緊張，肩膀痠痛就會移到下一個階段，肩膀的苦重感就會轉為疼痛。這是因為先前提及乳酸的老廢物，在肌肉中積存太多，強力刺激會造成肌肉疼痛的神經所引起的。

引起疼痛的物質除了乳酸外，尚有細胞中的鉀離子、氫離子及未知的「疼痛物質」，不過眾說紛紜，專家們也沒有一致的答案。但是肌肉瘀血，積存的物質的確會引發疼痛。

疼痛發作時，為了保護肩膀和頸部，會導致運動不足的現象。在此階段，如果不趕緊治療，就會出現疼痛→運動不足→瘀血→疼痛的惡性循環，肩膀痠痛也會走進最後階段。

最後會引發「結締組織炎」

一旦疼痛出現時，我們會反射性的身體用力，忍耐疼痛。

肩膀痠痛亦是如此。當疼痛開始時，肌肉緊張更為強烈，加上運動不足，肩膀肌肉會長期持續緊張。

在此階段，肩膀的肌肉會產生何種變化呢？由於缺氧及老廢物停滯等刺激而引起發炎症狀。原本應該伸縮自如且柔軟的肌肉，可能也會纖維化，組織變硬。

從外面觸摸時，肌肉的一部分變成硬塊，稍微按壓就會非常的痛。

此狀態稱為「筋膜炎」或「結締組織炎」，是十分普遍的疾病。

一旦肩膀痠痛到這個地步，想要復原，就必須花費相當多的時間和努力。因此，在此之前，必須活動肩膀肌肉，杜絕肩膀痠痛的惡性循環。

1 內臟引起的肩膀痠痛

即使感冒，也會肩膀痠痛

年過中年者經常容易出現肩膀痠痛的症狀。近來因為運動不足或各種壓力，導致年輕人也有肩膀痠痛的情形出現。

肩膀痠痛90％以上都是因為長時間採勉強的姿勢或因為不習慣工作而造成緊張、拿重物而導致的肌肉疲勞引起的，因此，可以不必擔心。

但是，並非所有肩膀痠痛都只要消除肌肉疲勞就能夠治癒。肩膀痠痛中，部分是因為其它原因引起的。如七十七頁的表所示，引起肩膀痠痛的疾病非常多，較普遍的是感冒或蛀牙、中耳炎所引發的肩膀痠痛。感冒或發高燒時，肩膀或腰會覺得痠痛，而且如果不治好肩膀痠痛的根源疾病，無法解決問題。

除了肩膀痠痛，有時也可能會成為重大疾病的徵兆而出現。

過於擔心（神經質）也會導致肩膀痠痛，所以肩膀痠痛有這些特殊的例子存在，務必記住。

依疾病的不同，痠痛的部位也不同

肩膀痠痛或引起疼痛的疾病，首先列舉的是內臟的疾病。內臟疾病有時會出現關連痛（因為神經的線路混淆，所以在距離疾病部位較遠處出現疼痛），也會引起肩膀痠痛。

尤其慢性化內臟病缺乏自覺症狀，所以肩膀痠痛有時是唯一的警報。

不要以外行人的知識來判斷，這是很危險的。一般肩膀痠痛是因為熬夜工作或四肢冰冷、長時間閱讀等原因造成的，如果沒有這些原因，而疼痛具有以下特徵時，即使肩膀痠痛，也要接受內科醫師的診斷。

①與動作或姿勢無關而肩膀疼痛或安靜時也會疼痛。

②不清楚疼痛的部位。

③疼痛的性質模糊不清，疼痛加劇程度、時間也不定。除了疼痛外，尚有不快感。

這些症狀多半是內臟導致的肩膀痠痛才會出現的。

接著說明具體的疾病及相關的肩膀痠痛。

內臟疾病引起的肩膀痠痛

狹心症引起的疼痛

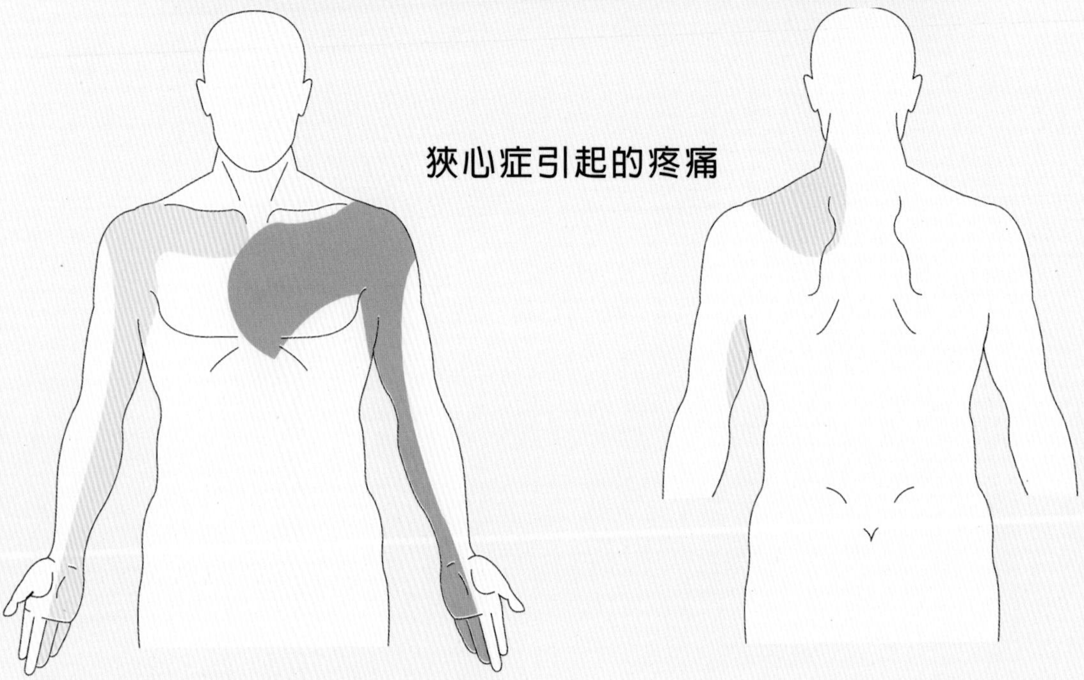

其它內臟疾病與疼痛

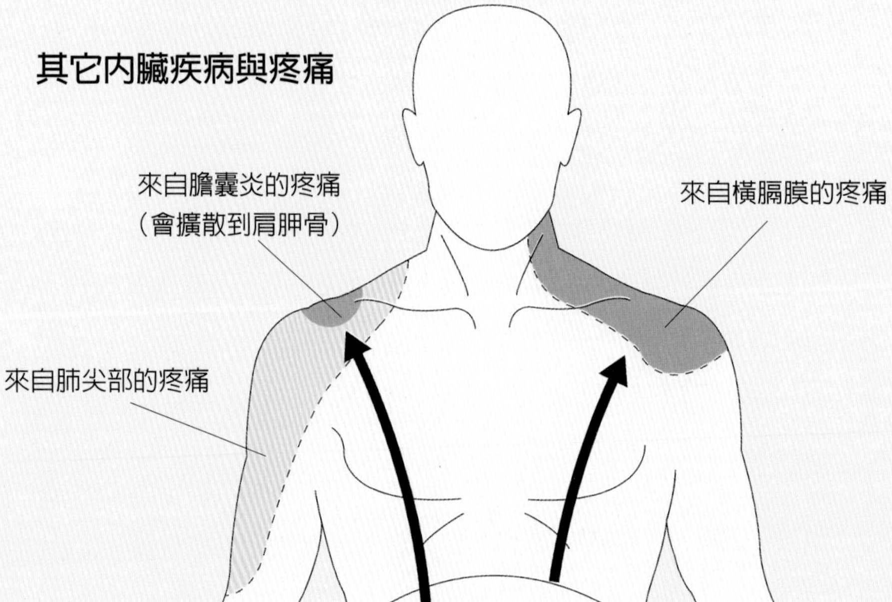
來自膽囊炎的疼痛
（會擴散到肩胛骨）
來自橫膈膜的疼痛
來自肺尖部的疼痛
膽囊

●肺部疾病

昔日罹患肺結核或胸膜炎（肋膜炎）時，許多人從頸部到背部會產生疼痛。現代取代這些疾病而不斷增加的則是肺癌。肺癌具有許多種類，出現在肺入口附近（肺尖部）的癌，會產生從肩膀到手臂的神經痛的頑固疼痛。

●心臟疾病

狹心症狀或心肌梗塞的發作，前胸部會出現燒灼痛。從左胸到肩、肩胛骨及左手臂，會產生劇痛。反之，這些部位也可能會出現慢性疼痛，而若是經常疼痛，則可能是狹心症或心肌梗塞，必須盡早接受檢診。

●橫膈膜周邊的內臟疾病

橫膈膜區分開胸與腹部，是輔佐呼吸運動的肌肉。橫膈膜的周圍內臟出現疾病時，從後脖頸到肩膀，會產生疼痛。

●膽囊炎、膽結石

罹患膽囊炎或膽結石時，右上腹部會產生劇痛，此時從右肩胛骨到肩膀周圍會產生強烈疼痛。隨著飲食生活的歐美化，此疾病在國內正持續增加。

●胃、十二指腸的疾病

消化器官的疾病，大多不是肩膀痠痛，而是腰痛。但是為了保護腰部而採取前傾姿勢的人，多半會出現肩膀痠痛的現象。

以上所敘述的因為內臟疾病而引起的肩膀痠痛並不多。當然肩膀不一定會出現關連痛，但如果有疑似的徵兆發生，務必要接受診斷，方能去除不必要的擔心。

引起肩膀痠痛的疾病一覽表

●脊髓相關疾病

脊髓炎、脊髓膜炎、脊髓腫瘤

●頸椎疾病

頸椎形成異常、頸椎架構異常、撞傷、扭傷、脫臼、骨折等的頸部外傷。骨瘍、風濕、化膿性脊椎炎等的發炎症狀。椎間盤變性症、椎間盤突出症、變形性頸椎症、後縱韌帶骨化症等變性疾病，包括良性、惡性在內的脊椎腫瘤

●上部的胸椎、肋骨、鎖骨、肩胛骨的疾病

形成異常或外傷、發炎、腫瘤及其它頸肋、肩胛骨的軋音症

●肩關節周圍的疾病

五十肩、石灰化黏液囊炎

●肱神經叢部的疾病

斜角肌症候群、其它胸廓出口症候群

●胸腹部的疾病

肺、縱膈、心臟、主動脈、胃、腸、肝臟等的內科疾病

●頸部的軟部組織疾病

淋巴腺炎、結締組織炎、項中膈石灰化症、其它軟部的發炎症狀、腫瘤

●頸肩臂症候群或巴雷（Barré）症候群

●狹義的肩膀痠痛（肌肉痛）

●身心症

（根據青木虎吉先生的資料）

背骨的疾病引起的肩膀痠痛

伴隨頭痛、發麻、頭暈等症狀

與內臟疾病同樣要注意的，就是背骨及其附近組織引起的疾病。但此時的肩膀痠痛大多是通過背骨的神經受到壓迫而導致的，因此，會出現頭痛或手腳發麻、頭暈或步行困難等各種症狀。肩膀痠痛也算是其中的症狀之一。

代表性的例子，為各位列舉如下。

●變形性頸椎症

中高年齡層容易罹患的疾病。

過了20歲後，構成背骨的椎骨和椎間盤，開始老化。因為老化而產生最大變化的就是椎間盤。隨著年齡增長，逐漸失去彈性。被身體的重量擠壓，這是任何人都會出現的老化現象，可是有的人程度卻十分劇烈。被擠壓的椎間盤，從椎骨間凸出，為了加以保護，椎骨端延伸，形成如刺般的骨（骨刺），此即謂變形性頸椎症。

大家都知道，椎骨有由腦延伸的粗大脊髓神經束貫穿，從各椎骨之間的專用孔道（椎間孔）分枝出來，到達各自的支配領域。但是，如果出現骨刺，孔道就會變得狹窄，壓迫朝向各部位延伸的神經根。

結果大多會出現以下四種症狀。

肩膀痠痛與疼痛

1 由變形性頸椎症引起的神經壓迫及疼痛出現的方式

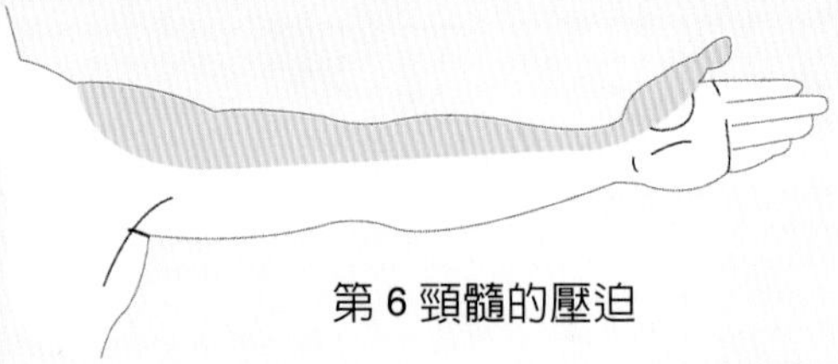

第 6 頸髓的壓迫

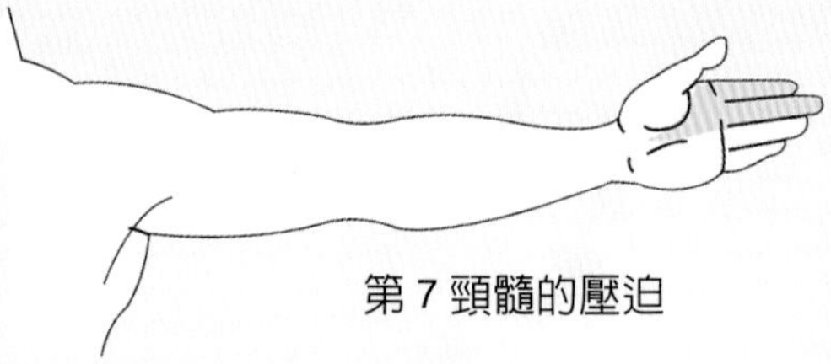

第 7 頸髓的壓迫

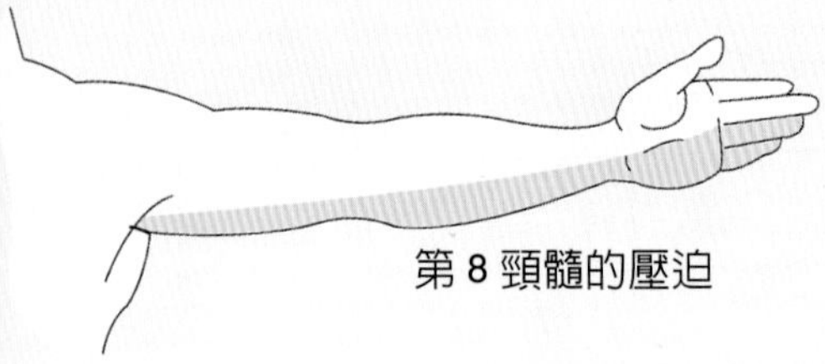

第 8 頸髓的壓迫

背骨疾病造成的

2

頸椎椎間盤突出症的位置及疼痛出現的方式

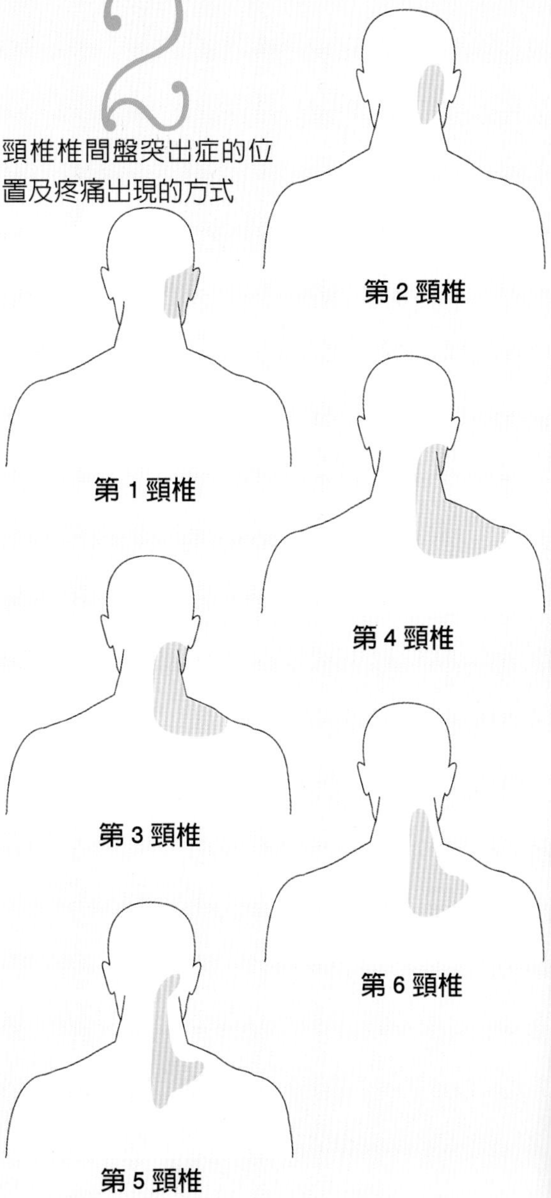
第 2 頸椎
第 1 頸椎
第 4 頸椎
第 3 頸椎
第 6 頸椎
第 5 頸椎

第一症狀是從頸部到肩膀出現的疼痛和疼痛感。頸部活動不順暢，往後彎曲或往側倒時，疼痛會加劇。此外，從黃昏到天亮時，疼痛較強。這些症狀可能是因為椎間盤的疼痛及伴隨出現的肌肉瘀血而引起的。

第二症狀是從肩膀到手臂、指尖的疼痛和發麻。這是神經壓迫所造成的症狀。進行頸部運動時，疼痛會增強，且會因為咳嗽或打噴嚏，使得疼痛或發麻的現象增加。疼痛和發麻出現的方式，則因椎間盤壓迫神經位置的不同而有不同。

第三症狀是各種的神經症狀，包括手或手指的腫脹、疼痛、發汗異常、頭痛、耳鳴、頭暈、喉嚨不舒服等各種症狀，與更年期障礙十分類似。這些症狀是因為頸部後方自律神經失調症引起的。

第四症狀較罕見，即出現下半身發麻、脫力感，造成步行困難。

通常藉著頸部的安靜及護頸固定、牽引（參照82頁）等治療，即可痊癒。若仍無法痊癒，就必須動手術了。

●胸廓出口症候群

這是因為神經或血管出口狹隘而引起的疾病。

先前已經敘述過，頸部有粗大神經和動脈束貫穿肌肉和各器官間，其中頸部根部，從鎖骨到胸廓附近，狹窄部分彷彿互相推擠似的，有血管和神經通過。

因此，這些部分會出現先天的

骨和肌肉的畸形現象。勉強運動導致肌肉異常時，會使神經和血管受到壓迫，引起疼痛或發麻現象，這些症狀稱為胸廓出口症候群。

因壓迫原因的不同，胸廓出口症候群大致分為4種，其中最重要的是頸肋。亦即最下方的頸椎，即第7頸椎的橫突，長長如肋骨般壓迫神經的狀態。

以女性較多見。如五十肩一般，肩膀活動不良或小指發麻、疼痛、手的冰冷感、發汗異常、倦怠感等各種症狀都會出現。

治療則要以抑制發炎症狀的消炎劑或溫熱療法、運動、牽引療法、姿勢的改善等為主，大部分的人藉此即可去除症狀。

●後縱韌帶骨化症

這也是特殊的疾病，不過與歐美相比，亞洲的發生率較高。例如，日本人，五十歲以上的男性較常見。頸椎後方有一條在後方連結頸部的強韌肌肉後縱韌帶。此韌帶因為老化，變得如骨般僵硬，壓迫頸部的神經，稱為後縱韌帶骨化症。

罹患骨化症不一定就會出現症狀。根據學會的報告，照X光後，明顯有後縱韌帶骨化現象的人，百分之八十都不會覺得有什麼異常。

一般症狀則是肩膀痠痛或疼痛，很難做一些精細的工作，例如拿筷子挾東西或寫小字等動作，都很難進行。此外走路時，腳會突然抽筋或很難排泄大小便等腸和膀胱的症狀都會出現。

治療與變形性頸椎症相同，必須保持頸部的安靜，用護頸固定、牽引，可是如果仍然無法治好，步行困難時，就必須動手術。

●頸椎椎間盤突出症

頸骨與腰椎相比，在構造上不易造成突出的症狀，但有時會因為外傷（例如，游泳時用力撞擊到頸部）等，會引起突出症。

突出症是椎間盤的內容（髓核）從袋子（纖維環）的裂縫，朝外突出壓迫神經的狀態。嚴重時，會造成下半身麻痺和手臂麻痺，或是神經痛，不過這是很罕見的。

一般而言，被壓迫的神經會產生劇痛，頸部很難動彈。此外從頸部到枕部會產生疼痛，從肩膀到手臂、手會產生放散痛。

這些疼痛都會因為頸部的動作而加劇，不過只要固定頸部就能緩和。

因此，治療還是要以鎮痛劑或牽引、利用護頸固定頸部等為主。

●背骨的發炎

發炎性的疾病包括僵直性脊椎炎、風濕性脊椎炎、化膿性脊椎炎、結核性脊椎炎（骨瘍）等。

這些疾病會引起肩膀痠痛，但會出現強烈背骨疼痛、運動障礙、發燒、惡寒等各疾病特有的症狀。所以要配合各疾病，盡早接受治療。

醫院的治療

出現這些症狀就要接受醫師的診斷

一旦肩膀痠痛惡化時，對於日常生活會造成阻礙，而且精神會覺得焦躁。

從醫師的觀點來看，雖然鮮少此狀況，但是因為其它疾病的原因而引起的肩膀痠痛或成為其前兆的肩膀痠痛，是最令人擔心的。

若是出現以下的狀態，就必須接受醫師的診斷。

●疼痛強烈，夜晚無法成眠。

●一整天疼痛都十分強烈。

●手臂或頸部無法動彈，對於日常生活造成阻礙。

●出現慢性痠痛，嘗試各種方法都無法治癒。

●疼痛部位不固定，頸部或肩膀、背部等，疼痛出現後又消失了。

●除了肩膀痠痛外，有頭暈或手臂發麻、胸痛、耳鳴、步行困難等各種症狀。

●情緒不佳，覺得十分憂鬱。

發生這些情況，最先一定要和醫師商量。由於幾乎都是肌肉疲勞造成的肩膀痠痛，所以如果是了解日常生活的醫師，就會知道可能你是姿勢不良或針對工作時應該如何做等，給予具體的建議。

如果背骨異常，最好去整形外科或復健科接受診察及治療。

症狀要毫無遺漏正確的告知醫師

在醫院治療肩膀痠痛時，最初要徹底調查肩膀痠痛的原因。

照X光或做頸部和手臂的運動，找出異常部位。若是肌肉引起的肩膀痠痛，就要調查為什麼肌肉會疲勞。是姿勢不良、工作的問題、有無其它疾病，抑或精神壓力……等。

與壓力有關的肩膀痠痛相當多，包括小學、中學生在內，連OL與上司的關係等心理問題，都會引起肩膀痠痛。

找出原因，才開始適合個人的治療。

需要患者協助的是問診。檢查前，詢問患者肩膀痠痛的狀態，大致了解屬於哪一型的肩膀痠痛，藉此進行必要的檢查。

就問診而言，以下的事項十分重要。盡量在檢查前，就自己整理好。

牽引與護頸

1 牽引

牽引有各種不同的方法，這裡介紹的是坐在椅子上的方法。

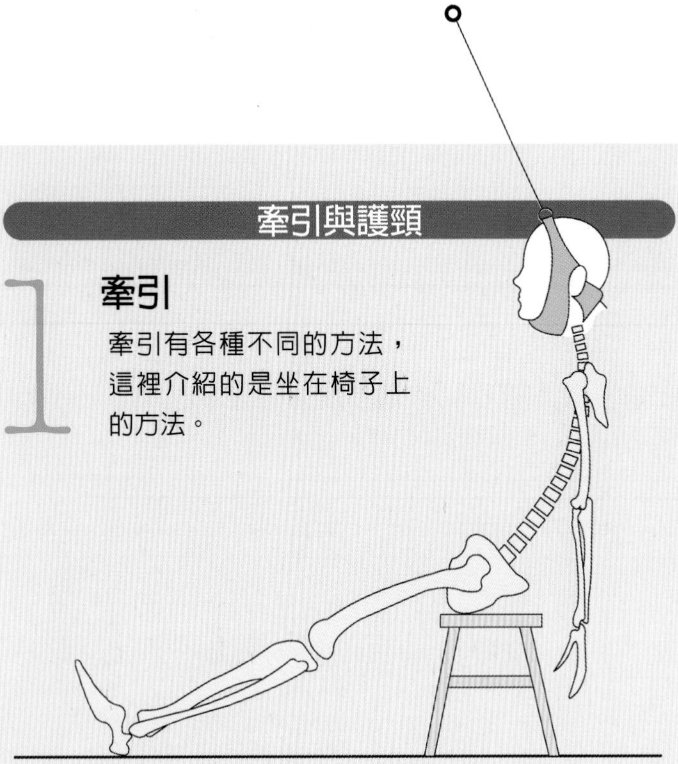

2 護頸

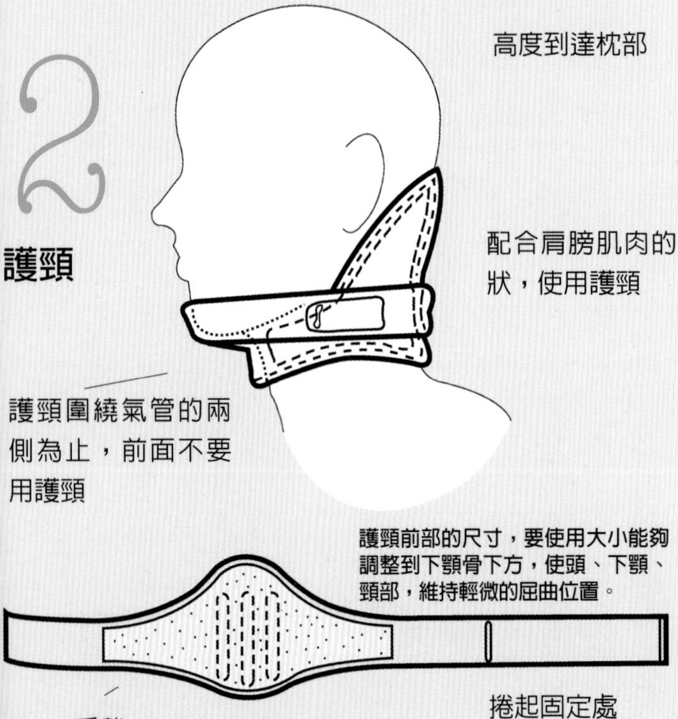

高度到達枕部
配合肩膀肌肉的形狀，使用護頸
護頸圍繞氣管的兩側為止，前面不要用護頸
護頸前部的尺寸，要使用大小能夠調整到下顎骨下方，使頭、下顎、頸部，維持輕微的屈曲位置。
毛毯
捲起固定處

●何謂開始，以什麼為關鍵，開始出現肩膀痠痛

肩膀痠痛開始前，環境可能會產生變化。例如，工作忙碌或搬家、駕車、和孩子玩接球遊戲，或者有什麼擔心的事情。若是能想出原因，即使是小事，也要告訴醫師。

●哪個部位出現何種疼痛

雖然是「肩膀痠痛」，但仍然因人而異，各有不同。有人頸部肌肉發脹或肩膀沈重、肩胛骨附近疼痛，疼痛的內容應該要詳細的去探討一下。

●何時做何種動作會產生疼痛

何時疼痛較嚴重；做何種動作，疼痛會增加；採取何種姿勢時會較輕鬆，如果動作與疼痛有關，就要詳細的告知。

鞠躬時會疼痛或頸部後仰時會疼痛、手臂上抬時疼痛，或者前傾時較輕鬆、泡澡時疼痛緩和等，要具體說明。此時也要考慮冷氣及天候的因素。

有無肩膀痠痛以外的症狀

手或手臂的發麻、頭痛、腿倦怠、血氣上衝、心悸等，一旦出現這些症狀，也要告知醫師。

以往發作的情形

疼痛是逐漸增強或出現後消失。疼痛部位會陸續產生變化或無變化。以往的變化都要告訴醫師。

此外在醫院和家庭進行的治療及其效果，例如，按摩、指壓、針灸、注射、牽引等的經驗與效果也要告訴醫師。

目前是否罹患其它疾病

如果有高血壓或更年期障礙、胃腸病、蛀牙、中耳炎、結膜炎等疾病，一定要告訴醫師。

為了正確、迅速進行診斷，避免說明不足，可以自己在家做筆記，告訴醫師。

肌肉痠痛或背骨疾病，依原因不同，治療法也不同

知道原因後，就可以進入各種治療。治療法因肩膀痠痛原因不同而有不同。因為肌肉疲勞而造成的普通肩膀痠痛，以①溫熱療法；②運動療法；③藥物療法為主。

①溫熱療法

基本上，與使用熱毛巾，在家中熱敷肩膀作法是相同的。

但在醫院不會用熱毛巾，而是用熱敷墊或紅外線、熱水袋等。熱水袋灌了滾水，會維持20分鐘的熱度，可以有效熱敷肩膀。藥局有販售，家庭中常備，非常方便。

為了讓溫熱能夠滲透到肩膀深部，也會利用超音波或急超短波。

②運動療法

進行先前介紹過的運動後，就可以去除肩周圍肌肉的瘀血。自己進行是最好的，但是肩痛到無法動彈時，可以請專門治療師幫忙，逐步開始做運動。

③藥物療法

疼痛強烈，肩膀無法活動時，短期內要使用藥物，可以採用鎮痛鎮靜劑、消炎劑、鎮靜劑等。不過這些都不是直接治療肩膀痠痛的藥物，只是減輕疼痛，讓你可以進行運動療法。因此，可以利用的時間，最長僅止於2週。如果仍然無效，即使服用再多，也無法產生效果。

不過鎮靜劑例外，若是有必要時，可以長期利用。

此外，如果是背骨疾病導致的肩膀痠痛，利用的治療法如下。

④牽引療法

頸骨異常時，經常利用的方法。可以伸展頸椎，去除神經的壓迫，伸展僵硬的韌帶。

⑤護頸固定

如果是頸部突出症或變形性頸椎症、交通意外事故後揮鞭式損傷症的後遺症等疼痛劇烈時，可以進行的方法。將毛毯製的護頸在頸部圍一圈，固定頸部，不過僅止於短期內進行。

⑥神經遮斷

通過頸椎的神經受到壓迫時，引起疼痛的神經可以局部注入麻醉劑，遮斷疼痛的反應，在疼痛消失的同時，也具有放鬆肌肉、去除瘀血的效果。

容易罹患肩膀痠痛的人

引起肩膀痠痛的三大原因

肩膀痠痛的三大原因，即①姿勢不良，②形成不良姿勢的生活環境，③精神負擔，即壓力。

不過在相同的環境下，有人容易肩膀痠痛，有人卻不容易。所以肩膀痠痛出現時，其實是由各種誘因發揮作用而造成的。

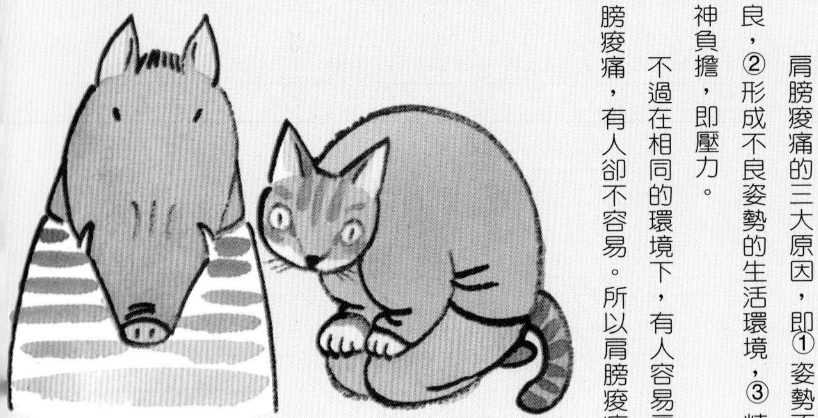

性格、體型或環境等誘因，如果出現這些條件，即使是治好的痠痛，也有可能會復發。

在此，列舉引起肩膀痠痛的各種條件，盡可能考慮處理法。如果符合這些條件，那麼消除這些條件也是治療的重點。

容易肩膀痠痛的體型傾向與對策

首先探討體型的問題。有些人認為體型是天生的，無可奈何，但有些卻可以矯正。

①駝背、頸部粗

駝背的人或頸部很短，好像縮到肩膀裡似的頸部較粗者，都是引起肩膀痠痛的典型體型。

駝背就是背駝起來，這是大家都知道的。此時呈頭部和肩膀朝前方倒的狀態。

擔心自己比別人高，要讓自己看起來矮些，或第二性徵太早到來，為了使膨脹的胸部看起來比較小，在孩子逐漸長大時，便會養成駝背的習慣。

駝背為了支撐朝前方傾斜的頸部，會導致頸部和背部肌肉持續緊張。同樣的，頸部較粗的人，由於肌肉緊張，也容易引起肩膀痠痛。

■對策……矯正姿勢就可以治好駝背。頸部較粗的問題雖然不能治好，但是可以避免容易肩膀痠痛的姿勢。

可以參考四十二～四十三頁所敘述的正確姿勢。對著鏡子，矯正姿勢。經常注意，自然就能養成正確的姿勢。

②削肩

女性常見的削肩，並非筋骨隆起的壯碩肩膀。國人較喜歡削肩，但是這卻是容易引起肩膀痠痛的體型之一。

削肩的人容易肩膀痠痛，其中問題之一在於肌肉。一般而言，削肩者肌肉並不發達，與他人相比，肌肉自然容易疲勞。

再者是骨骼的問題。肩要負載相當於體重八分之一的手臂（體重70kg的人，則手臂近9kg）。肩膀寬闊的人，可以將肩膀當成緩衝，垂掛手臂。削肩者，肩關節和手臂好像連成一體似的，往下傾斜。因此，肌肉要上抬手臂時，會造成極大的負擔。

肩膀寬闊者，可以使用肩這部滑車，上抬手臂；削肩者，則必須直接上抬手臂，相信各位已經了解其間的差異了。

削肩者因為兩種理由，所以肌肉負擔較大，容易出現肩膀痠痛的現象。

■對策……經常聽人說，登山家沒有肩膀痠痛的問題，亦即背著沈重的背包，鍛鍊出來的肌肉，可以忍受少許的疲勞。削肩者，也必須做三十～三十一頁肩的上下運動、伏地挺身或推壁運動等鍛鍊肌肉。

此外，因為平常容易出現肩膀痠痛的毛病，所以如果持續1小時相同的姿勢時，原則上必須做10分鐘的肩膀體操。

③扁平足

嬰兒都是扁平足，長大後，腳底心會出現拱形的陷凹處，形成腳底心。腳底心能夠牢牢的支撐身體，走路時則具有彈簧作用。

因此，扁平足的人身體不穩定，而且具有足部容易疲勞的弱點。足部的疲勞會增加腰椎的負擔，腰椎的負擔又造成頸椎的負擔，結果導致背骨的歪斜及增大對肌肉的負擔，對肩膀痠痛也造成強烈的影響。

■對策……日常生活要盡可能增加赤腳走路的機會，以刺激腳底心。赤足在沙灘上行走也有效。

④過胖、過瘦

過胖的人，體重較重，加諸於背骨的負擔較大，而容易變成最初敘述的頸部又粗又短的狀態。反之，太瘦的人，大多有駝背或肌肉較弱的傾向。並非過胖、過瘦就會引起肩膀痠痛，不過這些人的確有肩膀痠痛的煩惱。

■對策……特別胖的人，為了預防成人病，一定要減輕體重，同時還努力矯正姿勢，增強肌力。

神經質、擔心症的人，容易出現肩膀痠痛的毛病

其次是最近增加的精神問題為背景形成的肩膀痠痛。例如，到家庭法院請求調停的人，毫無例外，幾乎都有肩膀痠痛的毛病。亦即煩惱事情，也是形成肩膀痠痛的重大要素。

有些煩惱的事情，在他人客觀看來，也覺得「真的很糟糕」，但有些事卻令人覺得「這種事情，任何人都可能發生嘛」，而懷疑這是否是值得煩惱的

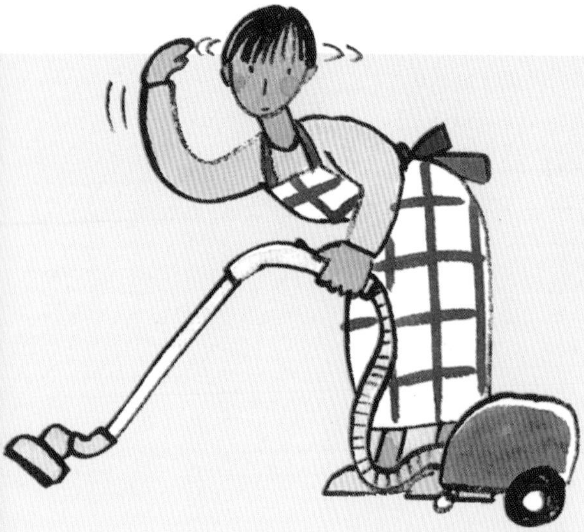

事情。能解決煩惱的事情當然是最好的，但另有一個值得深思的問題，即接受壓力的方式。

人不可能過著完全沒有壓力的生活，從工作到同事間的交往、孩子升學、房屋貸款等，任何人都有很多擔心的問題。可是壓力並非完全不好。精神的緊張能夠振奮精神，提高身體的各種機能。

例如，持續幾十年在公司工作，也是一種連續的壓力，但是一旦離開公司，杜絕壓力根源，過著平凡無趣的日子，許多人就會變得消沈。

亦即成為適度刺激的壓力，同時也具有良好的作用。

壓力究竟是好、是壞，端視個人如何承受。如肩膀痠痛或胃潰瘍等各種症狀出現時，那麼壓力就具有壞的作用了。

何種人容易因為壞的壓力影響，而引起肩膀痠痛呢？即神經質或擔心症的人。

就女性而言，看到家中亂七八糟，有人很在意，有人卻不在意。有的人絕不容許桌上有任何一張紙屑或灰塵，一整天從早擦到晚。這些人會因為精神壓力和肌肉疲勞，引發肩膀痠痛。

此外，容易操心的人、在人際關係上比較神經質、遇到他人容易緊張的人或無法抵擋疾病而意志消沈的人、對於些許疼痛都會產生敏感反應的人，容易出現肩膀痠痛的毛病。其中有些人是為了逃避現實，而出現肩膀痠痛的症狀。

若無法逃離壓力，那麼就應該採取高明的放鬆心情法。該做事時，就能立刻產生元氣，使自己的心情開朗。要客觀去看自己的煩惱，同時擁有解決煩惱的手段。

更年期常見，女性特有的肩膀痠痛

女性罹患肩膀痠痛毛病的人，原本就比男性多。做家事的姿勢和骨骼等，也會造成影響。不過特別要注意的是，影響更年期時。

更年期時，生理期停止，卵巢功能降低，以女性為主的荷爾蒙分泌產生變化。亦即邁向老年期時身體產生的變化。在過渡期更年期時，也會出現各種變調。

自律神經功能不穩定也是其中之一。

包括內臟功能在內，體溫的調節、血液循環等，均由自律神經控制。因此，自律神經功能紊亂時，會出現手腳冰冷，血氣上衝、發汗、頭痛、頭暈、胃腸失調等各種毛病。

供應肌肉氧和葡萄糖的血液循環也受到自律神經的支配，所以當其功能紊亂時，血液循環不順暢，容易引起瘀血，導致肩膀痠痛。

在此時期，精神也有不穩定的傾向，會因為一點小事而非常擔心或煩惱。更年期由於生理條件和精神條件，重疊出現，所以會出現肩膀痠痛煩惱的時期。

此時期者，要下意識多做運動，努力防止瘀血，同時消除壓力。

另外，過了更年期後，骨骼開始發生顯著的變化。簡言之，骨就是蛋白質的網眼中沈著鈣質形成的。可是形成之後，並非維持原來的形狀過一生，經常會有鈣質流出或新的鈣質沈著，反覆這些過程，維持穩定的鈣質量。

女性因為女性荷爾蒙分泌降低，致使鈣的沈著不良。流出的量與以前相同，鈣的量卻大量減少，骨變弱。狀態嚴重時，彷彿中心出現空洞的白蘿蔔一般，骨質疏鬆，稱為骨質疏鬆症。

一旦罹患骨質疏鬆症，就容易骨折，而且背骨的椎骨被身體的重量擠壓，成為腰痛和肩膀痠痛的原因。

為防止骨質疏鬆症，就要充分攝取鈣質和蛋白質、維他命D等營養素。維他命D雖然做日光浴或攝取曬過的香菇就能補充，但若不下意識攝取鈣質，就無法獲得足夠的鈣質。簡便的鈣質補給源就是一天喝300ml的牛乳。

冰冷症體質者也是容易罹患肩膀痠痛的症狀

四肢冰冷是肩膀痠痛的大敵。

在冬天寒冷的日子裡，束起大衣的衣領，彎腰駝背的人時時可見。為了避免寒冷，而採此種姿勢。縮著身體的姿勢對肩膀不好，相信大家應該了解。

非常寒冷時，牙齒會冷到打顫、發抖，這是使身體溫熱的防衛反應。

通常我們維持體溫所使用熱量的75%，都是藉著肌肉的運動製造出來的。寒冷時，身體會發抖，即腦掌握了寒冷的感覺，使得最容易產生熱的肌肉的痙攣，製造出熱。另外血管也會變細，防止熱的發散。

肌肉的緊張與血管的收縮，會引起瘀血，成為肩膀痠痛的原因。忍耐寒冷是肩膀痠痛根源，這一點一定要牢記在心。

特別是手腳冰冷症的人，夏天還吹冷氣或電風扇，體溫被大量奪走，會導致肩膀痠痛。所以要準備較薄的羊毛衫，做好因應冷氣之策。

最近令人擔心的是依場所不同，溫度落差相當大。室內、室外，辦公

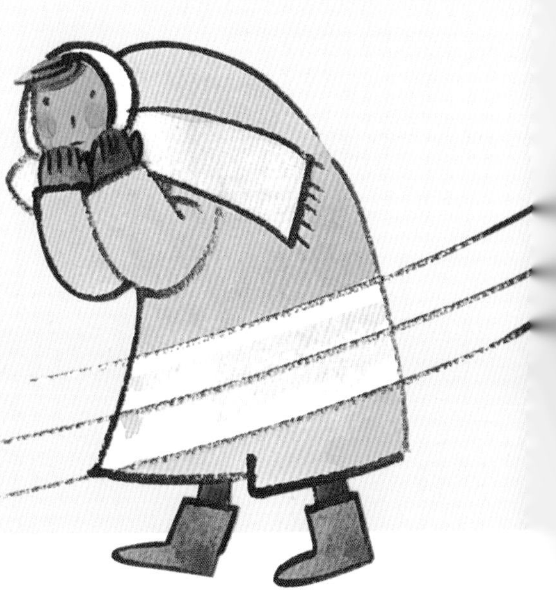

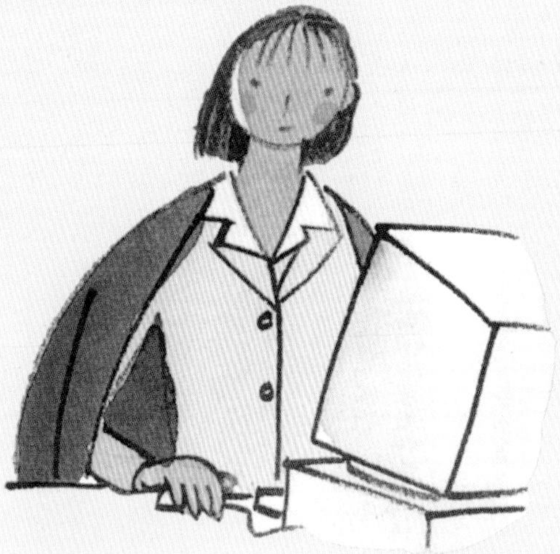

室或百貨公司等，依地點不同，溫度亦不同。當外界溫度改變時，身體要加以應對，致使自律神經功能紊亂。

自律神經的紊亂，對血液循環造成影響，容易引起瘀血。

生活環境，尤其一天中度過時間較長的自宅和工作場所，要避免5度以上的溫差。但是溫度很難改變，所以必須藉著衣服來做調整。

無論夏天或冬天，要使用毛衣或外衣來巧妙調整溫度。工作場所如果規定一定要穿制服，就可以藉著內衣來做調整。

如此會使身體疲勞或肩膀痠痛的情況完全不同。

手腳冰冷症以女性較多見。容易引起肩膀痠痛的則是貧血。

貧血幾乎都是因為想減肥而勉強限制飲食，導致缺乏鐵質，或是紅血球數較少引起的。

貧血時，血液無法得到足夠的氧，身體的細胞缺氧，增大心臟的負擔，而腦也因為缺氧，而變得呆呆的。會出現頭重、身體倦怠等症狀。

同樣的狀態也會發生在肩膀肌肉中，所以一旦貧血時，也會引起肩膀痠痛。

這些人必須藉著菠菜或肝臟的飲食補充鐵質，透過運動，促進全身血液循環。

運動不足是最大原因

運動不足可以說是所有肩膀痠痛的前提條件。

玩投接球遊戲，導致肩膀痠痛，或搬家時，拿重物，引起肩膀痠痛。看起來好像是使用肩膀之後引發肩膀痠痛，事實上，情況完全相反。

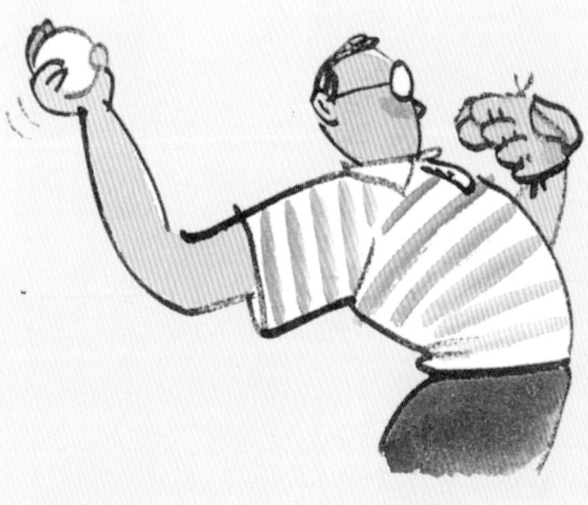

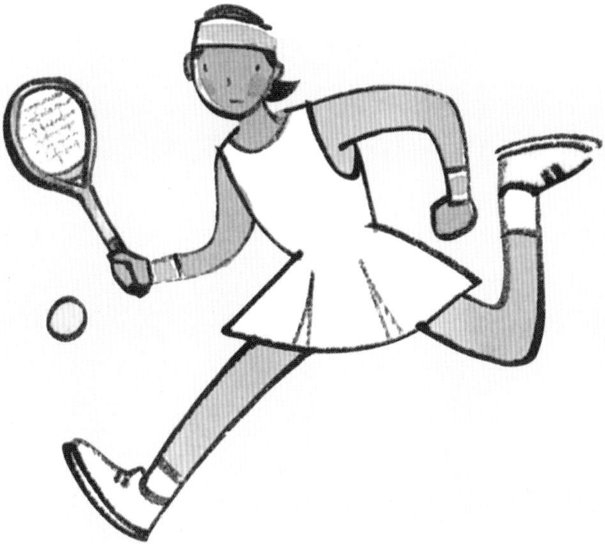

原本就運動不足，已經變得生疏的肌肉，突然開始使用時，就會引發肩膀痠痛。因此，肩膀痠痛是因為不使用肩膀才引起的症狀。

最近經常開車，走路的機會減少，女性做的家事也已經電氣化，所以日常生活中，使用身體的機會也比較少。

因此，只好利用運動來彌補這個缺點。工作如果是坐辦公桌，興趣如果是躺著看電視，彷彿就像你自己希望製造出肩膀痠痛似的。

在田園中從事農作，在我們眼中，這是很容易引起肩膀痠痛的重勞動工作，但事實上，經常這麼做的人，反而不會有肩膀痠痛的毛病。

人體構造十分合理，不使用就會衰退，這是鐵則。肌肉如果不使用，一定會衰弱，即使是輕微的勞動，都可能會引起肩膀痠痛，各位不要忘了這一點。

基於此，特別值得注意的就是「以前經常做運動，現在卻什麼也不做的人」，從前他們外表看起來大多是體格很好的，本人對身體也深具自信。

但是，我們每天使用的關節，如果3天不使用，就會僵硬，肌肉也一樣。問題是這些人反而比一般人更容易罹患五十肩或肌肉痠痛。

理由不明，但是纏繞在肌肉上，與骨相連的肌腱變硬，兩者的平衡不良，就可能造成此結果。

總之，從前和現在要劃分清楚，至少要每天持續運動。

近來打網球、游泳、打高爾夫球的人增加了，這種傾向很好。但是一個月一次，一週一次的運動，無法得到很大的效果。最好一週進行3~4天，不過還是過每天運動較為理想。

經常聽人說，一週打1次高爾夫球，不但無法得到運動效果，不良的影響反而更大。一週光做2次運動，無法產生什麼效果。如果要提高效果，一週至少要做3次運動。

由此觀之，與其做需要各種設備或道具的運動，還不如養成快步走的習慣，或是做體操，進行輕鬆運動，也是一種方法。

持續運動，最初3~4天，身體各處疼痛，暫時忍耐，再持續進行時，疼痛就會消失了，此時肌肉開始逐漸強化。

不要因為身體疼痛而中斷運動，否則好不容易開始鍛鍊的肌肉，又會立刻恢復原狀，屆時就會後悔莫及了。

為何會引起五十肩的痛苦症狀

四十肩與五十肩的關鍵是老化

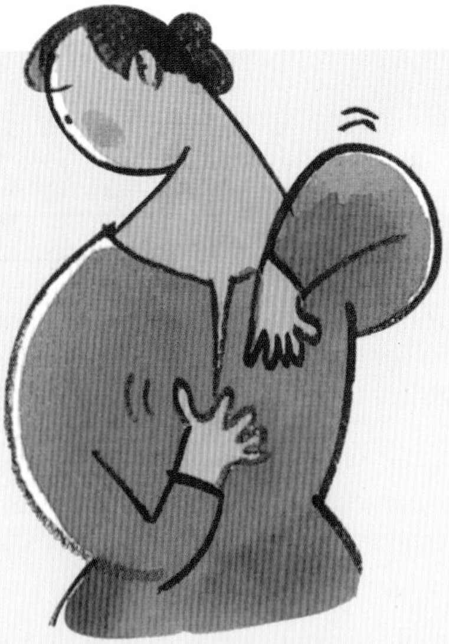

俗稱的四十肩、五十肩並非特定的疾病，而是指因為某種原因，肩膀活動受到限制。

肩膀關節會隨著老化而產生各種變化，到了40、50歲時，老化的現象顯現，對肩膀的活動造成阻礙。其中，五十肩發作後，有些人才知道自己的年紀大了。

五十肩是肩關節老舊引起發炎症狀的狀態。因為發炎，手臂無法隨心所慾上抬。穿脫毛衣、扣背後的釦子或要綁帶子時，會覺得很不方便。

通常以肩及手臂、肩胛骨為主的關節會出現毛病，讓你想把肩膀的零件全都換掉。

在日常生活中，令人覺得不便的五十肩，所幸都能夠復原，不過通常要花半年～一年的時間，對於本人而言，十分痛苦。

我們所說的五十肩，原因各有不同，疼痛出現的方式、疼痛的強度也因人而異，各有不同。有人因為強烈疼痛而維持不活動的狀態，結果肩關節變硬，彷彿凍僵似的。英文稱為凍肩。

在此情況下，即使勉強活動肩膀，也只會損傷關節而已。在此之前，要利用五十肩體操和溫濕布療法，活動肩膀。

五十肩的治療就是要活動肩膀，盡量擴展運動範圍。如此一來，1/3五十肩的患者就能自然痊癒。1/3的患者如果不加以治療，就會留下後遺症。

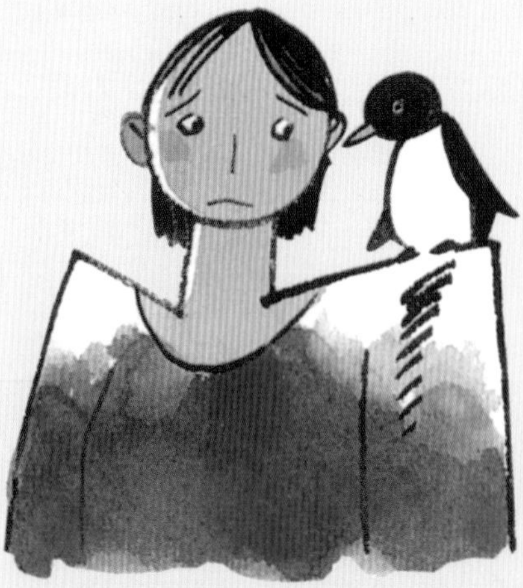

能做少許的上下運動，卻不能做扭轉運動

五十肩是如何形成的呢？在說明前，先來介紹肩關節的構造。肩關節的構造中，隱藏著引起五十肩的原因。

肩關節與股關節相同，是能夠朝所有方向移動的關節。只要看狗和貓的關節就可以知道，原本並不是很大的關節，自從人類直立步行以來，肩的活動急速擴展，同時關節及支撐關節肌肉的負擔也會增大。

在「為何會引起肩膀痠痛」的項目中已經提及，肩膀的活動是由七種關節組合起來進行的。

無論任何一個部位出現毛病，都會限制手臂的活動。五十肩的原因大多是手臂與肩胛骨相連處，即手臂連接身體的部分出了毛病。因此，為了方便，將此視為肩關節的討論。

我們活動手臂時，肩關節與肩胛骨協調，產生動作，如此才能使得手

將手臂往正上方（180度）上抬時，肩胛骨與肩關節的活動方式

1 手臂放下時

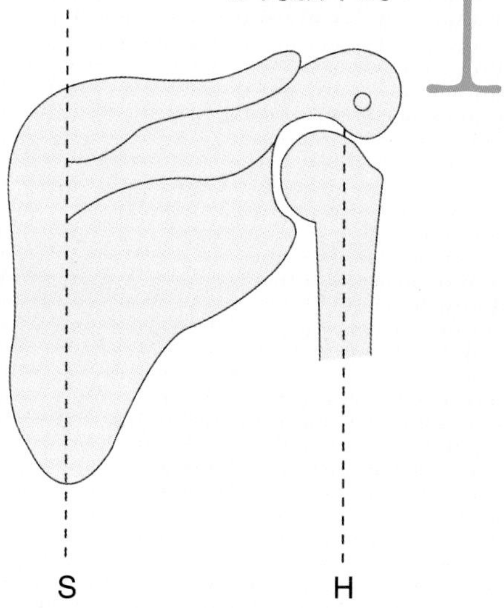

2 手臂抬向正上方時

手臂抬向正上方時，肩胛骨的動作保持60度，肩關節的動作保持120度。

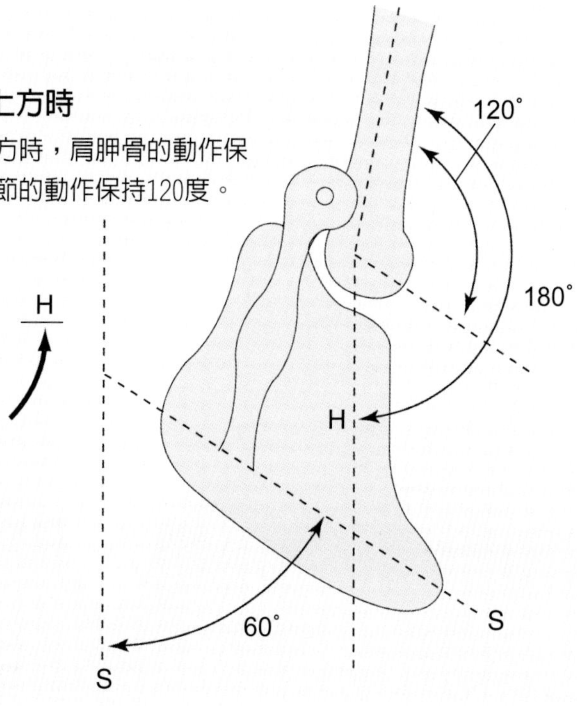

臂的動作順利。請看兩者的動作。

健康的人的手臂，可以抬到正下方，即可以進行180度的移動。此時肩關節負責120度，肩胛骨負責60度。換言之，肩關節與肩胛骨以2比1的比例活動，如此才能使手臂往上抬（參照前頁的圖）。

如果因為五十肩而使肩關節活動受到限制時，會變成何種狀況呢？罹患五十肩，並非整個手臂都會無法上抬，這是因為還殘留著肩胛骨的動作。因此最高能將手臂上抬到60度為止。

罹患五十肩的人，每次要將手臂上抬時，經常是背骨彎曲，會出現好像將整個肩往上抬似的動作。但這只有肩胛骨將手臂往上抬的動作而已。

可是扭肩的動作，肩胛骨就無法代替。例如，手肘彎曲成90度，以手肘為主，前臂朝外側移動看看。此時是藉著肩關節的作用扭轉手臂的。一旦罹患五十肩，此動作受到阻礙，導致手臂繞到背後的動作很痛苦。

罹患五十肩的人，手臂很難扭轉

外扭轉中間位

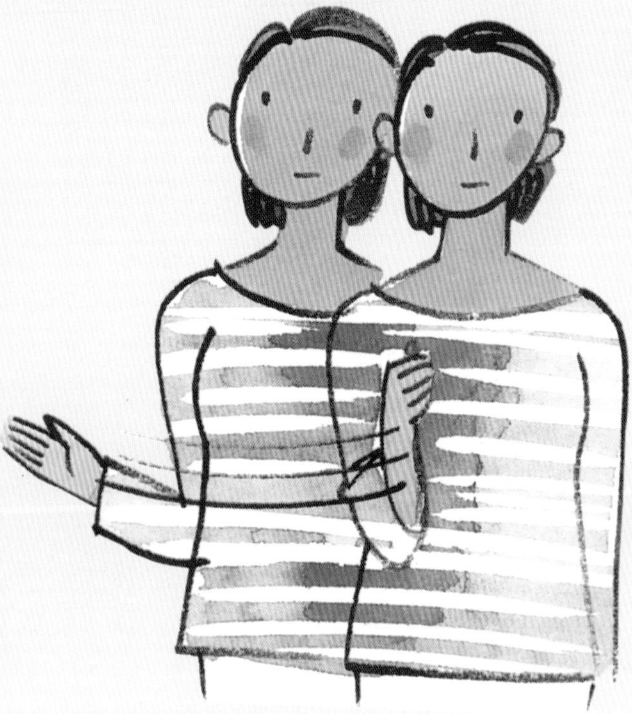

從手肘開始彎曲的手臂，利用肩關節的動作往外扭轉，因此罹患五十肩的人，很難做這個運動。

複雜構造的肩關節與肌肉組織

接著，詳細來看肩關節的構造。

手臂即肱，是由肱上方關節與肩胛肱關節兩處與軀幹相連結。

肱上方關節是和從肱骨頭和肩胛骨後方延伸過來的肩胛脊前端，即肩峰（正確說法是喙肩峰韌帶）連結的關節。此關節也僅能小幅度活動，不具真正關節的作用，肩峰成了活動手臂時的阻礙。

但為什麼要形成肩峰呢？因為肩峰的弧度會形成肱骨的屋簷，如果物品從肩上掉落時，可以保護肩關節，防止肱骨脫臼。

主要負責關節功能的是肩胛

肱關節，即肩胛骨與肱骨直接連結的關節。在肩胛骨陷凹處淺部，則有球狀大肱骨頭塞入的形狀出現。

當時手臂朝正上方抬時，能夠移動120度的就是此關節。

但是看左圖即可知道，此關節的連結非常的淺，因此，為使肩胛骨和肱骨能夠緊密接合在一起，手臂能自由活動，關節周圍分佈有九條肌肉。

其中負責主要運動的，共四種肌肉。

這四種肌肉都是從肩胛骨開始，彷彿包住肱骨頭似的，附著於肱骨。圍繞骨頭的樣子，就好像襯衫袖口似的。

此肌肉群特別稱為「袖口肌（肩腱板）」。

事實上，形成五十肩的最大原因在於，以此袖口肌為主的肩胛肱關節的周圍組織。

活動肩膀的關節

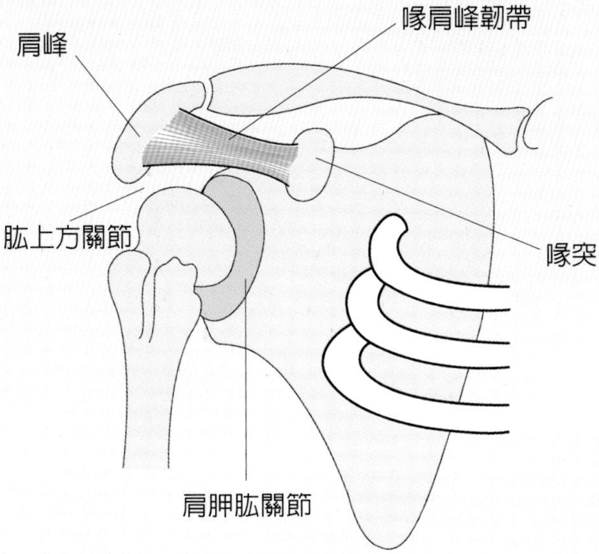
喙肩峰韌帶
肩峰
肱上方關節
喙突
肩胛肱關節

圍繞肱頭附著的袖口肌

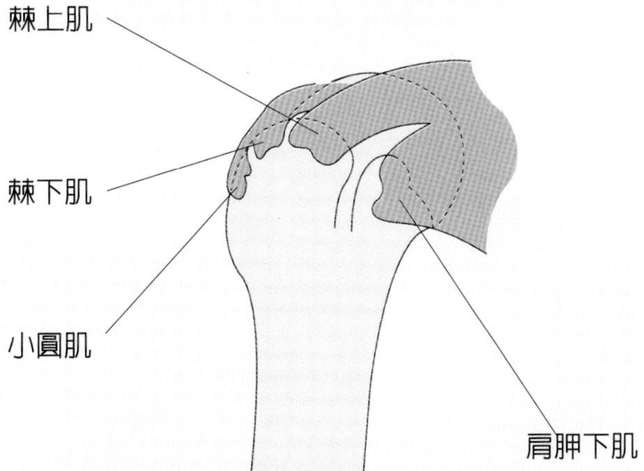
棘上肌
棘下肌
小圓肌
肩胛下肌

引起五十肩的老化構造

持續緊張的肩膀肌肉

在此想探討一下，肩關節的肌肉為什麼容易引起毛病，其理由有幾項，不過在此探討的是一般原因。

①肌肉緊張

從早上起床到晚上就寢前，肩關節一整天懸掛著手臂，在此期間內，包圍肩周圍的肌肉（主要是袖口肌），會連續緊張。隨著年齡的增長，就會成為疲勞，蓄積下來。

②壓迫袖口肌

先前曾經探討過，肱骨是藉著肱上關節與肩峰相連的。而肩峰就好像覆蓋肱骨上的屋頂一般。手臂上抬時，此屋頂與肱骨的縫隙變得非常狹窄，袖口肌就緊塞在裡面。

大致的動作在手臂上抬出現時，每次袖口肌都會被夾住，受到壓迫，導致變薄、變硬。

到了50歲時，袖口肌多少會產生變化。

③袖口肌的血液不足

先前已經知道，袖口肌的功能很多，因此需要許多血液供給，但事實上卻完全相反。

因為手臂持續垂掛下來，在緊張時，通過袖口肌中的血管，因為肌肉壓力而被壓扁，中斷了血液供給。如果我們一天的清醒時間是12~18小時，那麼在此期間內，袖口肌會一直維持血液不足的狀態，唯有就寢休息時，才能得到新鮮血液的供給。

而且隨著年齡增長，血液循環更差，致使袖口肌變硬，變得脆弱。

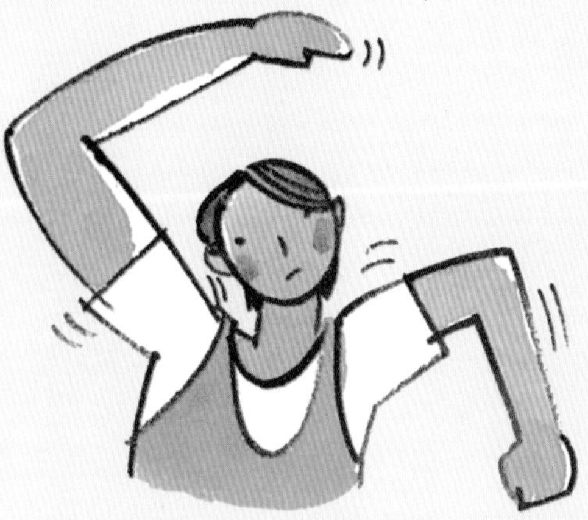

力行運動即能治癒疾病

從出生後，我們就一直在酷使袖口肌。到了40、50歲時，長年的疲勞會一口氣全部爆發。疲勞出現最強烈的就是袖口肌的根部，即「腱」的部分。

脆弱的腱，一旦承受強大力量時，可能有些部分會輕易斷裂，而此刺激會引起肌腱發炎。

此外，如果腱中鈣質沉著，引起發

炎的狀態，即稱為鈣沈著性肌腱炎，會伴隨劇痛出現。這些發炎症狀，以罹患五十肩的人較容易出現。

五十肩有時是以老化為基礎所引起的肌腱發炎症狀。

一旦五十肩發作，在疼痛出現的同時，肩膀腫脹、發紅、發熱等的現象都會出現。這是因為產生發炎症狀的緣故。因此，五十肩的急性期（２～３天），為了鎮靜發炎症狀，必須保持肩膀的安靜，而且要冷敷。

疼痛逐漸減輕，在肩膀難以活動的狀態下，肩關節會產生何種變化呢？

等到發炎症狀停止後，體內會開始進行發炎症狀的修補，但此修補工作，無法巧妙進行到讓關節組織完全恢復原狀。

關節周圍是由使骨與骨的滑動順暢的潤滑油袋（包）及肌腱等圍繞。修補發炎症狀的物質（纖維蛋白），將其完全修補，造成了沾黏。

因此組織間的滑動不順暢，手臂的活動也不自由。這是過了急性期後五十肩的狀態。

一旦組織發生沾黏，要花很長的時間，才能恢復原狀。必須每天很有耐心的活動肩關節，逐步去除沾黏。除此之外，沒有更好的方法。持續運動，沾黏的組織一定會回到該回去的組織中。

五十肩發病過後４～５天，即過了急性期後，開始慢慢活動肩膀，對五十肩的治療而言，相當重要，相信各位已經了解該理由了。

壓迫袖口肌

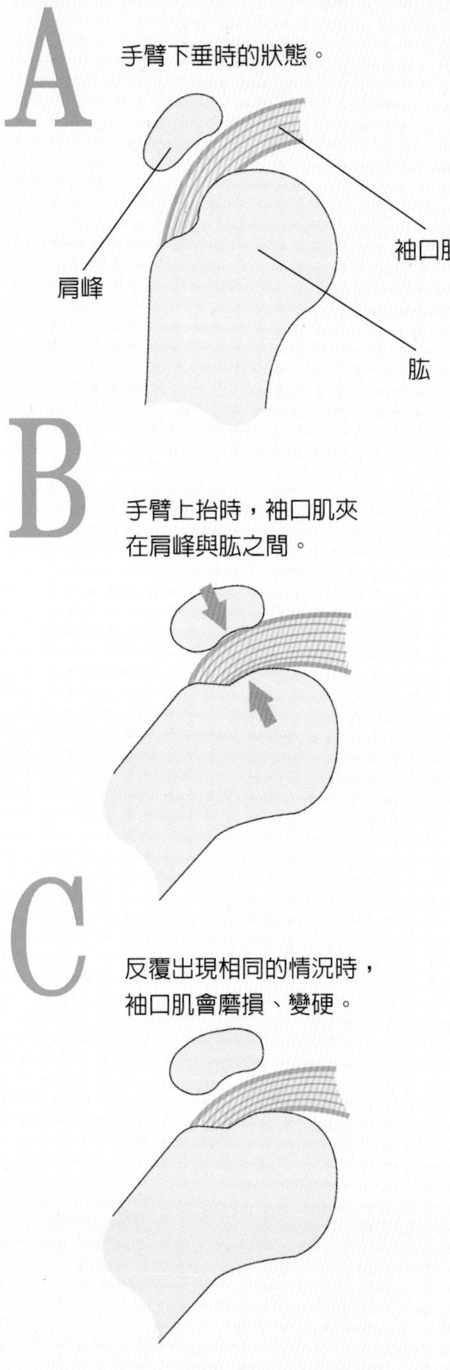
A
手臂下垂時的狀態。
肩峰
袖口肌
肱
B
手臂上抬時，袖口肌夾
在肩峰與肱之間。
C
反覆出現相同的情況時，
袖口肌會磨損、變硬。

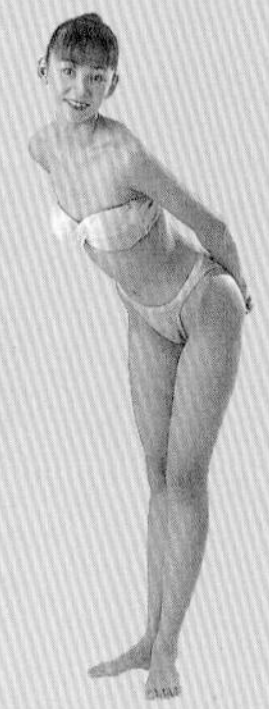

冠群可期 品嘗好書 冠群可期 品嘗好書 冠群可期 品嘗好書 冠群可期 品
品嘗好書 冠群可期 品嘗好書 冠群可期 品嘗好書 冠群可期 品嘗好書
書 冠群可期 品嘗好書 冠群可期 品嘗好書 冠群可期 品嘗好書 冠群可期
可期 品嘗好書 冠群可期 品嘗好書 冠群可期 品嘗好書 冠群可期 品嘗好
嘗好書 冠群可期 品嘗好書 冠群可期 品嘗好書 冠群可期 品嘗好書 冠群
冠群可期 品嘗好書 冠群可期 品嘗好書 冠群可期 品嘗好書 冠群可期 品
品嘗好書 冠群可期 品嘗好書 冠群可期 品嘗好書 冠群可期 品嘗好書
書 冠群可期 品嘗好書 冠群可期 品嘗好書 冠群可期 品嘗好書 冠群可期
可期 品嘗好書 冠群可期 品嘗好書 冠群可期 品嘗好書 冠群可期 品嘗好
嘗好書 冠群可期 品嘗好書 冠群可期 品嘗好書 冠群可期 品嘗好書 冠群
冠群可期 品嘗好書 冠群可期 品嘗好書 冠群可期 品嘗好書 冠群可期 品
品嘗好書 冠群可期 品嘗好書 冠群可期 品嘗好書 冠群可期 品嘗好書
書 冠群可期 品嘗好書 冠群可期 品嘗好書 冠群可期 品嘗好書 冠群可期
可期 品嘗好書 冠群可期 品嘗好書 冠群可期 品嘗好書 冠群可期 品嘗好
嘗好書 冠群可期 品嘗好書 冠群可期 品嘗好書 冠群可期 品嘗好書 冠群
冠群可期 品嘗好書 冠群可期 品嘗好書 冠群可期 品嘗好書 冠群可期 品
品嘗好書 冠群可期 品嘗好書 冠群可期 品嘗好書 冠群可期 品嘗好書
書 冠群可期 品嘗好書 冠群可期 品嘗好書 冠群可期 品嘗好書 冠群可期
可期 品嘗好書 冠群可期 品嘗好書 冠群可期 品嘗好書 冠群可期 品嘗好
嘗好書 冠群可期 品嘗好書 冠群可期 品嘗好書 冠群可期 品嘗好書 冠群
冠群可期 品嘗好書 冠群可期 品嘗好書 冠群可期 品嘗好書 冠群可期 品
品嘗好書 冠群可期 品嘗好書 冠群可期 品嘗好書 冠群可期 品嘗好書
書 冠群可期 品嘗好書 冠群可期 品嘗好書 冠群可期 品嘗好書 冠群可期
可期 品嘗好書 冠群可期 品嘗好書 冠群可期 品嘗好書 冠群可期 品嘗好
嘗好書 冠群可期 品嘗好書 冠群可期 品嘗好書 冠群可期 品嘗好書 冠群
冠群可期 品嘗好書 冠群可期 品嘗好書 冠群可期 品嘗好書 冠群可期 品
品嘗好書 冠群可期 品嘗好書 冠群可期 品嘗好書 冠群可期 品嘗好書
書 冠群可期 品嘗好書 冠群可期 品嘗好書 冠群可期 品嘗好書 冠群可期
可期 品嘗好書 冠群可期 品嘗好書 冠群可期 品嘗好書 冠群可期 品嘗好
嘗好書 冠群可期 品嘗好書 冠群可期 品嘗好書 冠群可期 品嘗好書 冠群
冠群可期 品嘗好書 冠群可期 品嘗好書 冠群可期 品嘗好書 冠群可期 品
品嘗好書 冠群可期 品嘗好書 冠群可期 品嘗好書 冠群可期 品嘗好書